名医聊百病 总主编 保志军 缪晓辉

疝病
防治知多少

唐健雄 汤 睿 朱晓强 编著

SHANBING
FANGZHI
ZHI DUOSHAO

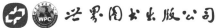
世界图书出版公司

上海·西安·北京·广州

图书在版编目(CIP)数据

疝病防治知多少 / 唐健雄,汤睿,朱晓强编著. —
上海:上海世界图书出版公司,2019.4
(名医聊百病 / 保志军,缪晓辉主编)
ISBN 978-7-5192-6008-8

Ⅰ.①疝… Ⅱ.①唐…②汤…③朱… Ⅲ.①疝-腹
腔疾病-防治 Ⅳ.①R656.2

中国版本图书馆CIP数据核字(2019)第035846号

书　　名	疝病防治知多少	
	Shanbing Fangzhi Zhi Duoshao	
编　　著	唐健雄　汤　睿　朱晓强	
责任编辑	陈寅莹	
封面设计	袁　力	
插　　画	李林芯	
出版发行	上海世界图书出版公司	
地　　址	上海市广中路88号9-10楼	
邮　　编	200083	
网　　址	http://www.wpcsh.com	
经　　销	新华书店	
印　　刷	上海景条印刷有限公司	
开　　本	787 mm × 1092 mm　1/16	
印　　张	7.25	
字　　数	120千字	
版　　次	2019年4月第1版　　2019年4月第1次印刷	
书　　号	ISBN 978-7-5192-6008-8/R·482	
定　　价	37.00元	

版权所有　翻印必究
如发现印装质量问题,请与印刷厂联系
(质检科电话:021-59815625)

编著者简介

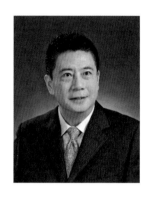

唐健雄　主任医师，医学博士，教授，硕士研究生导师。复旦大学上海医学院外科学系副系主任，复旦大学附属华东医院大外科主任、普外科主任，复旦大学附属华东医院疝和腹壁外科疾病治疗和培训中心主任。

中华医学会外科学分会常委、疝和腹壁外科学组组长，中国医师协会外科医师分会疝和腹壁外科医师委员会副主任委员，上海市医师协会外科医师分会副会长，上海市医学会普外科专业委员会疝和腹壁外科学组组长，上海市医学会外科分会委员，中国研究型医院学会普外科分会委员，中国医学装备协会外科医学装备分会常委、外科缝合与修复材料装备专业委员会主任委员，中国医疗保健国际交流促进会胃食管反流多学科分会常委，亚太疝学会(APHS)终身会员。《中华疝和腹壁外科杂志》总编辑，《腹腔镜外科杂志》副总编辑，《中国实用外科杂志》《中华普通外科手术学杂志（电子版）》常务编委，《中华外科杂志》《中华普通外科杂志》《中华消化外科杂志》《外科理论与实践杂志》《临床外科杂志》《岭南现代临床外科杂志》《中国现代普通外科进展杂志》《国际外科学杂志》《实用老年医学杂志》编委。

1982年毕业于上海第一医学院（复旦大学上海医学院前身）医疗系，毕业后进入复旦大学附属华东医院普外科工作至今。自1997年起从事疝和腹壁外科专业工作，目前已完成各类疝和腹壁外科手术万余例，包括腹腔镜微创手术和机器人疝修补手术，是我国该领域的领军人物和学术带头人之一。主持制订了中华医学会《中国疝和腹壁外科专业指南（2012版）、（2014版）、（2018版）》和中华人民共和国卫生和健康委员会、中国医师协会《中国成人腹股沟疝、腹壁切口疝诊治质量控制标准》和中华人民共和国卫生和健康委员会、中华医学会《成人腹股沟疝手术质量控制标准》。主持了包括国家自然基金等多个国家级和省部市局课题，在国内外各类专业杂志上发表论著和专家笔谈等百余篇。《腹部外科手术学（黄志强外科手术学）》疝和腹壁章节主编，《钱礼外科学》疝外科章节主编，《疝和腹壁外科图谱》副主编，《疝外科治疗学（Manegment of Abdominal Surgery）（第四版）》主译，《疝外科临床手册（The SAGES Manual of Hernia Repair）》主译。

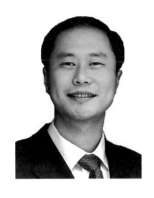

汤睿 主任医师，医学博士，硕士研究生导师。同济大学附属东方医院疝和腹壁外科主任。

中国医疗保健国际交流促进会健康科普分会疝外科健康促进学组主任委员，中国医师协会外科医生分会疝和腹壁外科医师委员会青年委员，中国研究型医院学会微创外科委员会青年委员，全国卫生产业企业管理协会疝和腹壁外科产业及临床研究分会理事，上海市医学会外科分会疝和腹壁外科学组委员，浦东新区医学会微创外科委员会副主任委员、疝和腹壁外科学组组长，浦东新区医学会普外科专委会委员、疝和腹壁外科学组组长，大中华腔镜疝外科学院讲师，《中华疝和腹壁外科杂志》通讯编委。

1995年毕业于上海第二医科大学（现上海交通大学医学院）临床医学系，2006年获得医学博士学位，芝加哥大学医学中心访问学者。毕业后在上海市第九人民医院普外科工作，2007年起专业从事疝和腹壁外科临床工作，2015年进入同济大学附属东方医院东方医院工作。擅长各种疝和腹壁外科疾病的诊治和手术，尤其擅长腹腔镜手术和处理疑难复杂病例；在腹壁缺损修补的材料学方面也有深入研究。先后在 Annals of Surgical Oncology、International of Nanomedicine 以及《中华疝和腹壁外科杂志》《腹腔镜外科杂志》等国内外专业期刊上发表论文三十余篇；主持了多项省部级临床和基础课题。2014年担任副主编参与了《实用腹壁外科学》的编写工作，参加了《现代疝外科学——理论与技术》等多篇专著的翻译工作。

同时长期从事我国疝病科普工作，多次在电视、电台、报纸和网络等多个媒体科普疝病常识，建有微信订阅号——"汤睿大夫说疝"和头条号——"汤睿医生"宣传疝病常识，2017年创立中国医疗保健国际交流促进会健康科普分会疝外科健康促进学组，进一步推动我国的疝病科普。

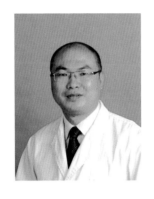

朱晓强　医学硕士，同济大学附属东方医院疝与腹壁外科主治医师。中国国际医疗保健促进会科普分会疝外科学组委员，上海市浦东新区医学会普外科专委会疝外科学组委员，上海市浦东新区医学会微创外科专委会疝外科学组委员兼秘书。

2000年毕业于复旦大学医学院临床医学系，2006年获得外科学硕士学位。毕业后长期从事疝与腹壁外科的临床工作。擅长各类复杂腹股沟疝、腹壁疝的修补手术，尤其是腹腔镜手术。获得第三届腹腔镜疝修补手术视频大赛上海赛区一等奖。《腹外疝手术学》副主编，《住院医师临床常用技能指导手册》副主编。国内外发表专业论文9篇。

本书由
中国医疗保键国际交流促进会健康科普分会
疝外科健康促进学组
协同制作

序

　　疝病在民间的俗称是"小肠气"，北方也称之为"鼓包"。疝病的种类很多，包括占比最高的腹股沟疝，以及切口疝、脐疝、腰疝、白线疝等多个种类。疝病是人类最早认识的疾病之一，从古至今一直是人类的常见疾病，也是医生最常实施的外科手术之一。2001年上海地区普查发现，成年腹股沟疝的年发病率约为3.6‰，高于任何一种目前所知的恶性肿瘤；出生后三岁以内婴幼儿发生腹股沟疝的概率高达在2%。

　　尽管疝病十分常见，但在临床工作中我们发现，百姓对疝病诊疗各个方面的了解并不多，甚至还包括了很多错误的认识。有的患者因为采用了注射治疗导致了精索甚至肠管的损伤，个别还有影响男性生育的；有的因畏惧手术延误治疗，小疝变成了巨大难复疝而导致肠粘连肠梗阻的发生，或者出现了急性并发症——嵌顿。疝病的好发患者在人群的两端，老人和小儿，他们的身体整体状况不如青壮年，一旦发生并发症往往非常危险，每年也都会因嵌顿后就诊不及时而导致患者死亡的案例。因此，对广大民众进行疝病科普十分必要。

　　同时，近二十多年来疝病的治疗措施越来越丰富，治疗效果也有了很大的提升。材料学的发展使补片在临床手术中普及，一方面修补的牢固度有了很大提高，另一方面也极大地改善了患者术后的恢复速度和生活质量。与其他众多外科疾病一样，腹腔镜微创技术也在疝病治疗领域逐步普及，患者的手术创伤进一步减小，同时也衍生出了很多既往开放手术无法实现的方案，极大地丰富了疝病的手术方法。同时，已经有部分外科医生成为疝专科医生，患者可以得到更专业细致的治疗。上述专业上的发展，我们也应该通过通俗易懂的形式告诉广大民众，使大家能够更好地了解疝病的治疗现状，更有信心接受手术治疗。

　　尽管从疾病特点和治疗进展角度都应该对疝病的诊疗知识进行普及，但不对称的是自解放至今，大陆并没有一本全面完整的疝病科普书籍，因此作为专业的疝外科医生，我们有这个义务去承担这个职责。本书就是在这种背景下酝酿并撰写的，内容包括了疝病概述、腹股沟疝治疗、腹壁疝治疗、治疗相关常见问答和其他腹壁问题五大部分，对疝病的各种诊疗知识进行了全面系统地科普介绍。因为面对的是不具备专业医疗知识的广大民众，我们也力求做到文字表达的通俗易懂，相信它会成为广大民众了解疝病知识的读物和窗口。

　　本书撰写得到了中国医疗保健国际交流促进会健康科普分会疝外科健康促进学组的大力支持和协作，组稿过程中也得到了上海医学会外科分会疝和腹壁外科学组的积极配合，以及世界图书出版上海有限公司的帮助支持，在此一并表示感谢！

唐健雄、汤睿、朱晓强

2018 年 12 月

目　录

1 **疝的概述**

2 **腹股沟疝的治疗**

3 其他类型腹壁疝的治疗

4 疝手术常见问答

5　其他腹壁疾病

附录

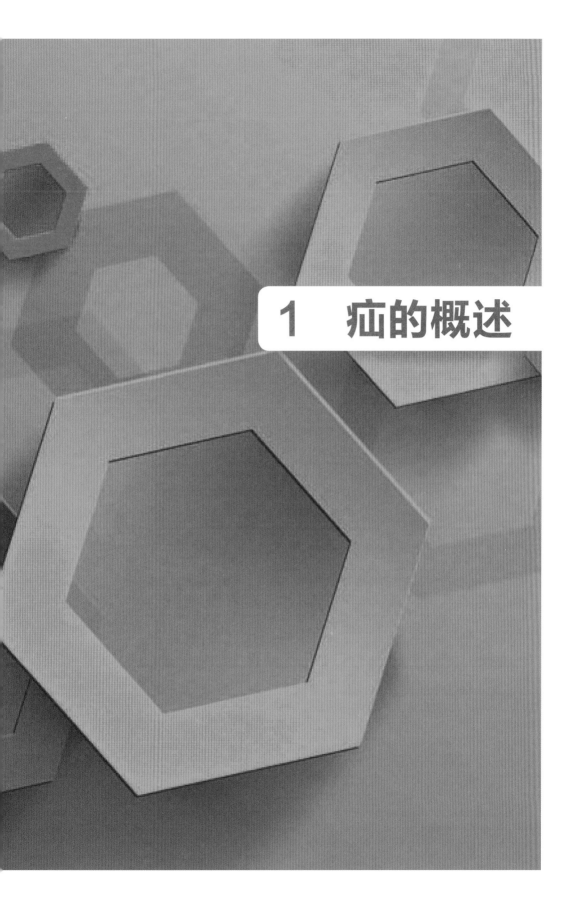

1 疝的概述

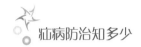

1.1 初识"小肠气"

"小肠气",也有叫"鼓包"的,它的医学名称叫"疝"。疝绝大多数发生在腹壁,说得直白点,就是我们的腹壁(肚子的外壳)里起支撑作用的肌层出现了一个"破洞"(缺损),腹腔内的小肠等脏器经过这个"洞"向外突出,到达腹壁的皮肤下面形成的(图1)。

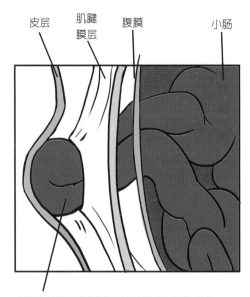

小肠穿过腹壁肌腱膜层的缺损/孔洞形成疝

图1 疝的形成

疝的种类很多,位于下腹部和大腿根部之间的称为"腹股沟疝";位于肚脐的称为"脐疝";位于上腹部正中的称为"白线疝";位于腰部的称为"腰疝";发生于腹部手术后切口愈合不良的称为"切口疝"。

疝是一种常见病、多发病。小到刚出生的婴儿,大到年逾古稀的老人,不论男女还是身体虚弱或健康者,都有可能发生疝。相对而言,老年男性的腹股沟疝和中老年肥胖女性的脐疝最为多见。

疝的发生既有先天的因素,也有后天的诱因,比如说有慢性咳嗽、便秘、前列腺肥大或肝硬化腹水等情况,更易发生疝。

疝的主要表现是站立时腹壁有肿块突出，用力或屏气时肿块突出更加明显，早期平卧后多可以自行消失，局部的不适感可有可无。如果出现"时有时无"的腹壁肿块，就应该考虑疝的可能，应及时去医院就诊以明确诊断。

除了部分婴幼儿的先天性疝，如腹股沟疝、脐疝可能自愈外，其他情况下的疝都是不可能自行愈合的。手术是治愈疝的唯一有效方法，而且手术应尽早进行。人人都有畏惧手术的心理，这可以理解，但看看疝的发展和并发症就可以知道早期手术的好处。

第一，疝只会越来越大，不可能维持现状或缩小（图2）。俗话说："小洞不补，大洞吃苦"。疝好比衣服上的洞，不补洞只会越来越大，而且越大越难补。有不少患者，由于畏惧手术，直到腹股沟疝进入阴囊，如皮球大小，严重影响生活才来手术。原本不复杂的情况变成了难度大、风险高的手术。虽然多数患者度过了手术关和恢复关，但也有患者出现了手术并发症。

疝只会越来越大，不可能维持现状或缩小。

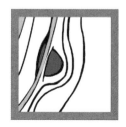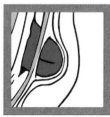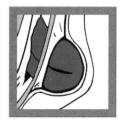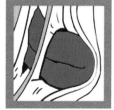

图2　疝只会越来越大

第二，疝不及时手术，还有发生急性并发症的可能。由于某次咳嗽、屏大便等用力的情况下，使较多的肠段突出体外不能回入腹腔，导致急性肠梗阻，引起剧烈疼痛。如不及时处理，最终可引起肠坏死、穿孔乃至腹膜炎、死亡等不良后果。通常情况下，疝在外科只是个小手术，手术并不复杂，也十分安全可靠。但确诊后拖延手术只会增加手术的难度和发生急症的危险性，得不偿失。

治疗原则：两个字——手术！前面说了，疝的本质是腹壁上有一个洞，就好比衣服破了有洞一样。衣服有了洞我们肯定需要补，疝也是如此，因此疝的手术实际上就是一个"补洞"的过程。补洞的方法多种多样，以往的手术方式是直接将"洞"缝合，术后疼痛剧烈、恢复慢、复发率高。近年随着材料科学的发展，可被人体组织兼容的高分子材料应用于疝修补领域，就好比补衣服采用打"补丁"的方法，因此我们形象地称这些材料为"补片"。应用补片后，手术效果显著改善，复发率大大降低，术后疼痛等并发症显著减少，术后恢复快。所以采用补片修补的方法已经逐步取代了以往的直接缝合。手术途径方面，除了传统的开放性手术，腹腔镜微创手术也越来越多的应用于疝修补，对于合适的患者腹腔镜手术创伤更小，恢复更快，效果更好。

编者按：第一节只是对疝这个疾病做个大概的介绍，让大家有一个初步印象和概念，疝病中的许多细节问题会在后面的章节中详细展开。

1.2 腹股沟区的"地雷"，要警惕哦！

疝的种类很多，其中最常见的还是发生在下腹部与大腿之间的腹股沟区域，学名叫腹股沟疝，它占所有类型疝的90%以上。腹股沟疝是外科四大常见疾病之一，例如上海的发病率约为3.6‰，远高于任何一种恶性肿瘤。而且男女老少都可能发生，其中又以老年男性的发病率最高。

腹股沟疝的主要表现是站立时腹股沟区有肿块突出，用力时肿块突出更加明显。早期平卧后多可自行消失，常伴有局部的不适或疼痛；以后肿块逐渐增大，在部分患者甚至可进入阴囊。

由于疝并不少见，许多人认为它只是个小毛病，治不治问题不大。实际上，疝一旦被发现就一定要及时治疗，不然有可能会发生大问题，这个致命的病情是

站立时腹股沟区有肿块突出，用力时肿块突出更加明显。

肿块哪去了？？？

早期平卧后多可自行消失，常伴有局部的不适或疼痛。

腹股沟疝的主要表现

疝的急性并发症，医学上称为"嵌顿"，说得通俗一点就是肠管在疝洞的位置被卡住了。

嵌顿的发生大多是由于剧烈咳嗽、屏大便、搬重物等导致急剧的腹压增高，使得较多的肠段突出后不能回入腹腔，导致急性肠梗阻，引起剧烈疼痛。最初的表现为疝块的突然增大，局部疼痛，平时能够自己用手推送回腹腔的突然怎么也回不去了。这是什么原因呢？打个比方就好理解了。就像一个皮球和一个口径比球直径稍小的瓶子。只要用力顶一下可以把橡皮球顶入瓶子了，可是再想把球从瓶里倒出来就极其困难了。疝的嵌顿也是如此，由于腹腔内压力突然增大，腹内脏器被从薄弱处（临床称为疝环，就好像比方里的"瓶口"）顶出来，结果突出的腹部脏器被疝环（瓶口）卡住了（图3）。

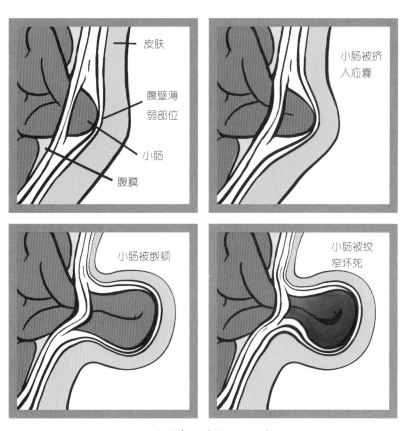

图3　疝的急性并发症——嵌顿

一旦发生前面所说的嵌顿情况，会有很多严重的并发症相继出现。

（1）如果突出物是小肠，常会堵塞消化道，导致肠梗阻。

（2）如果肠管长时间受到卡压，会导致血供减少，这时会出现剧烈腹部绞痛、恶心、呕吐、腹胀等症状。

（3）情况如果进一步加重，最终血供完全停止造成肠坏死、肠穿孔，会引起腹膜炎、中毒性休克，甚至会导致死亡（图4）。

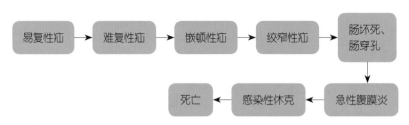

图4　疝的恶化过程

嵌顿疝必须及时治疗，外科手术是唯一有效的治疗方法。

（1）对于肠管受压缺血，但未出现坏死的情况，手术松解造成嵌顿的疝环，并做疝修补即可。

（2）对于缺血时间较长，已有肠管不可逆转的坏死、穿孔等严重情况，手术相对就比较复杂，必须切除已经坏死的肠段，再将健康的肠管进行吻合。这种情况下，疝修补手术的失败率很高，而且患者的情况也不允许进行更长时间的手术，所以医生只能先救命，等半年后再进行疝的修补手术。即便是这样，由于肠坏死的并发症多、发展快、后果严重，因此手术仍然有一定的死亡率。而且原来的一次手术变成了两次手术，很多患者都觉得自己白白多挨了一刀。

所以，疝看似小毛病，其实也有引起严重并发症的可能。防患于未然相当重要。如果发现疝就应该及时治疗，一则可以改善生活质量，二则也能避免嵌顿疝的发生。因此，您或您的家人如有腹股沟疝，那还是尽早将这个"地雷"处理掉吧！

1.3 直疝？斜疝？股疝？我到底得了什么疝？
——谈谈腹股沟疝的分类

经常有细心的患者在手术后拿着出院小结来问医生："小结上写我得的是腹股沟直疝，而隔壁床位是斜疝，但我们的手术名称和费用都差不多，这到底是怎么一回事？"

要回答这个问题，就要仔细讲讲疝的分类。疝发生在身体的不同位置，因此我们首先按照发生位置有一个分类，如腹股沟疝、腰疝、脐疝等（图5）。在此基础上还可以进一步细分，这里以最常见的腹股沟疝为例。

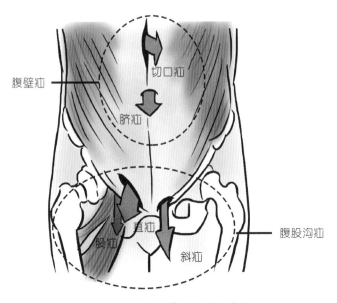

图5 疝分为腹壁疝和腹股沟疝

腹股沟区面积不大，不超过半个巴掌，但局部解剖却不简单，因此可以发生疝的位点还真的不少，其中最常见的有三个，从这三个位点出来的分别叫直疝、斜疝和股疝。正如标题所说，有些困惑的患者到门诊就医会问医生，我到底得了什么疝？其实最初明确定义这些概念的均为外国学者，而中国的医学家非常聪明，所做的翻译也不完全是直译，而是意译。

直疝的英文名称是direct hernia，字面上的意思是"直接的疝"。由于它的突出路线是由后向前直直地出来，因此中文翻译为直疝。

斜疝的英文名称是indirect hernia，字面上的意思是"间接的疝"，它的突出路线是由外上斜着向内下方向发展，因此中文翻译为斜疝。

股疝（femoral hernia）的位置偏下，在大腿根部。古汉语中，股乃大腿也，所以称为股疝。

如果同时患有两种或两种以上的腹股沟疝，我们又称为复合疝。

由于这些薄弱位点相距很近，外科医生只有搞清楚到底是哪种疝，在手术解剖时才能做到更加精细准确，修补时才能选择更加合理的手术方案。随着医学的进步，现在不少腹股沟疝补片修补术，已经能做到三种不同疝发生区域的全覆盖，既补了原先的疝，也预防了周边其他疝的发生。所以就会出现本篇开头尽管腹股沟疝种类不一致然而手术方法却一样的情况。

除了根据发生部位的分类，还可以根据腹股沟疝的临床表现做另一种分类，分为可复性疝、难复性疝、嵌顿性疝、绞窄性疝（表1）。

表1　多种腹股沟疝的临床表现

分　类	临　床　表　现
可复性疝	疝的早期，由于此时没有粘连，洞口敞开，腹腔里的肠管疝出后还能回到腹腔，因此腹壁的肿块是时有时无的
难复性疝	随着病程进展，产生了粘连，疝出物无法完全回到腹腔
嵌顿性疝	一旦出现了屏力气、打喷嚏等急剧腹压增高，会引起肠管卡在疝洞口的情况
绞窄性疝	嵌顿若没有得到及时处理，卡住的肠管发生了坏死，称为绞窄性疝

疝一旦发生了嵌顿乃至绞窄且得不到及时处理是会死人的。因此我们总是告诫那些回避或拖延手术的患者，千万别把疝当成是小病！

看了以上文字，您应该对腹股沟疝分类有了一个大致的概念了吧（图6）。

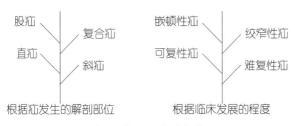

图 6 腹股沟疝的分类

1.4 大名人与"小"疝气

大名人与"小"疝气有关系吗？肯定有，且听我慢慢道来。

在人类众多的疾病谱中，疝一般不被认为是什么重病、大病。事实上，它却是人类最常见的疾病之一，据不完全统计，疝的终身患病率约3%。正因为发病率高，因此即使是大名人也不能幸免。

2006年8月，时年86岁的著名国画大师程十发因巨大腹股沟疝进行了手术治疗，术后发生了多脏器功能障碍，经过了近一个月的多次抢救才转危为安。2006年9月，年近八旬的古巴领导人卡斯特罗因为疝的急性并发症——嵌顿，导致肠坏死穿孔险些丧命。此外，台湾作家李敖在1997年进行了疝气手术。2004年10月，羁押狱中的伊拉克前总统萨达姆也进行了疝修补术。英国的查尔斯王子在54岁时发现腹股沟疝后做了手术……看到这里大家会说，患者都是老年人嘛，那就继续举例子。

1988年5月，查尔斯不到4岁的儿子哈里小王子也做了腹股沟疝手术。大家要问，老子儿子都有，这病还遗传？是的，疝的发病的确有遗传因素，但不是百分之百，如果长辈得疝的话，下一代的发病率会明显增高。

又有人会问，你举的例子非老即小，青壮年和疝没关系吧？那贝克汉姆还年轻吧，欧文、兰帕德、卡卡、舍甫琴科这些体坛名将的名字如雷贯耳，身体不用说也是非常棒的。但大家知道他们都是疝的患者吗？有人说欧文、卡卡不够壮！那科特迪瓦人德罗巴强壮吧，他也是腹股沟疝患者，还因此错过了2010年的世界杯呢。

还有人会问，得疝气的都是男人嘛！这话也不对，2006年9月美国天后

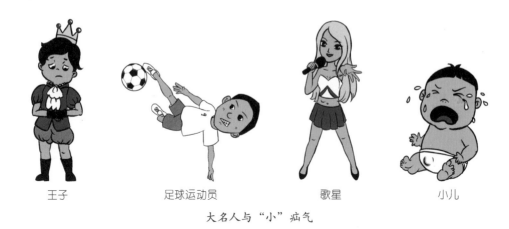

| 王子 | 足球运动员 | 歌星 | 小儿 |

大名人与"小"疝气

巨星麦当娜在演唱会时出现剧烈腹痛，演唱会结束后不久就入院，进行了腹壁疝的修补手术。

所以啊！举了这么多例子，就是想告诉大家：疝气很常见，男女老少、虚弱强壮都可能发生；疝气虽"小"，升斗小民和大名人都可能患病。好在现代医学对疝的诊治已十分成熟，及时治疗一般都能取得良好的治疗效果。

1.5　疝的临床表现
——肿块

江老伯前两个礼拜洗澡时无意中发现右下腹有个鸡蛋大小软软的肿块，不痛不痒，稍微有点胀鼓鼓的感觉，但是第二天一觉醒来肿块却不见了，江老伯觉得好生奇怪。以后，这个肿块就像与江老伯捉起了迷藏，躺在床上想找的时候摸不到，但活动一多肿块却又出现了，而且肿块出现时体积越来越大，酸胀的感觉也越来越明显。这让江老伯的心悬了起来，想自己是不是得了肿瘤之类的什么坏毛病。

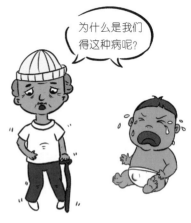

为什么是我们得这种病呢？

疝的常见发病人群

带着疑问，江老伯来到了医院。医生询问了病情，并给他做了体格检查，告诉江老伯他得的病是"疝"，俗称为"小肠气"。江老伯说这个"疝"字和"癌"长得挺像的，是不是也是什么坏毛病。医生笑着说两个字虽然只差三个口，但从性质上却有天壤之别。癌是恶性肿瘤，变成了肿块后一般不会消失；而疝是一种良性疾病，是因为腹壁出现了薄弱缺损后，腹腔内的小肠等脏器经过这一区域突出到腹壁外，形成了肿块。疝的种类也不少，包括腹股沟疝、脐疝、切口疝、白线疝等，江老伯得的即为最常见的腹股沟疝。腹股沟疝是外科四大最常见的疾病之一，按照平均寿命80岁推算，每个人的终身患病率为3%～5%，由于男性发病率比女性高十几倍，因此在江老伯这样的老年男性中较为常见。

江老伯的症状其实也是腹股沟疝最常见的临床表现——时有时无的肿块。腹股沟处的肿块在站立、劳累等情况下出现，用力时肿块突出更加明显，而平卧后多可自行消失。这是因为"疝"的病理基础是腹壁上出现了薄弱缺损，就好比棉袄上有个洞，里面的棉花会掉出来一样，肚子里的肠子也会因为重力的作用，随着体位的改变而进进出出。

知识点：

如果您摸到腹股沟区的位置存在时有时无的肿块，就应当想到是"疝"，是"小肠气"来找你了，应该及时到医院给疝外科医生看看啦！

1.6　疝的临床表现
——腹痛

两周前，曹阿婆因为肚子痛得厉害去了医院急诊，内科医生初步看了一下，觉得可能是胃肠炎，就让阿婆先挂水观察。然而，盐水挂了三四个小时，肚子痛非但没有好转，而且还呕吐了，肚子也胀得像气球一样。内科大夫觉

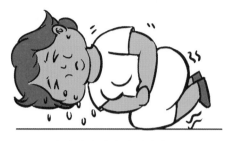

腹痛是疝的急性临床表现

着不对劲，拍了X光片发现有肠梗阻，请了外科医生来会诊。经过仔细的体格检查才发现在曹阿姨的腹股沟区域有个鸡蛋大小的硬块，再核对片子上的表现，外科医生告诉曹阿婆，她的肚子痛、肠梗阻是腹股沟疝嵌顿，也就是小肠气的急性发作引起的，需要立即手术治疗。曹阿婆说平时也不知道自己有小肠气，怎么一下子就急性发作需要手术了呢？外科医生觉得主要是曹阿婆比较胖，估计原来疝气也不大，因此忽视了，延误了诊断和治疗。

经过急诊手术，曹阿婆顺利康复了。这个例子说明，疝也可以引起肚子痛。曹阿婆之所以发生剧烈腹痛，是因为腹股沟疝突出的肠管被疝环——也就是腹壁上的疝洞卡住了造成的。大家都知道，我们的消化道从口腔食管到肛门只有一条路，一旦任何一段肠管被卡住，就必然导致梗阻，接着就会出现剧烈腹痛，还会伴有腹胀、呕吐、停止排便等表现。

那是不是每种疝都会引起曹阿婆那样剧烈的腹痛呢？

答案当然是否定的。曹阿婆的例子仅仅是疝引起的一个极端表现，也就是疝在急性发作时的表现。临床上的确有一部分疝患者会出现腹痛，但绝大部分疝引起的腹痛是不剧烈的。疝引起腹痛最典型的表现是：腹痛较轻微，同时伴有肿块的出现；或者说站立时肿块突出、发生腹痛，而改变体位如平卧躺下且肿块消失后，腹痛也随之缓解。这是由于应该待在肚子里的肠管离开正常位置进入了疝囊，肠管的内容物通过疝环时造成蠕动增加，同时肠管肠系膜受到牵拉，因而导致了腹痛的产生。而等平躺后肠管回到腹腔的正常位置，症状就自行缓解了。

外科医生判断腹痛是否与疝有关，主要就是观察腹痛与疝块的出现是否具有伴行性。

知识点：

腹痛的时候得多留个心眼，当心是小肠气惹的祸！如果肿块伴随的腹痛轻微，躺着不疼站着疼，那腹痛多半是疝引起的；但如果疼痛剧烈，伴随肿块增大同时推不回去，那就必须马上送到医院急诊。

1.7 腹股沟疝的诊断

如果怀疑得了腹股沟疝，一般医生会怎么检查来确诊到底有没有疝呢？

不像其他疾病，腹股沟疝的诊断通常都是很直观的。存在腹股沟"时有时无""时大时小"的肿块病史，比如站立的时候肿块出现，而平卧休息后肿块消失，再加上医生的专业的体格检查，基本上都能够明确了（可参见图7的自诊卡，但还是建议大家自诊后去医院由专科医生明确诊断）（图7）。

腹股沟区出现肿块，一定是疝吗？应该说不一定，但可能性很大。一般

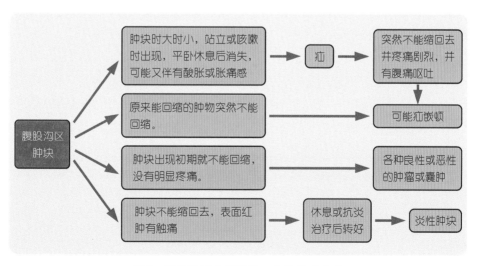

图7　腹股沟区出现肿块，自诊是不是疝

来说，腹股沟疝最常见的表现就是出现了腹股沟区的肿块。但是腹股沟肿块还有其他可能，如腹股沟区肿大淋巴结、脂肪瘤、男性的精索鞘膜囊肿、女性的子宫圆韧带囊肿等，都表现为腹股沟区的肿块。但有区别的是，腹股沟疝的肿块一般有一个特殊的现象，医学上称之为"可复性肿块"：站立的时候突出，并且伴有酸胀感；平卧的时候消失或明显缩小，酸胀感也随之缓解。患者会对医生描述肿块和自己像捉迷藏一般，"时有时无""时大时小"。当然，随着病程延长、病情发展，时间长了，疝的肿块也会出现"推不回去"的情况。此外如果发生了疝的急性并发症——嵌顿，那么肿块不再"可复"，同时还伴有明显的疼痛，甚至腹痛、腹胀、呕吐等肠梗阻的表现。

但是随着人群体重的增长（没办法，随着生活水平的提高，胖子越来越多了），腹壁皮下脂肪层的增厚，在个别情况下，腹股沟疝的诊断也不是件容易的事了。另外有的患者站立或行走时腹股沟区有明显的酸胀感，但是体检没有发现明显的肿块突出，那到底有没有疝呢？这个时候仅仅靠临床症状和体检就难以确定了。有些早期的、很小的疝的确会有这样的表现，我们称之为隐匿疝。但精索静脉曲张之类的疾病也会有同样的症状。这时候就需要B超来替医生鉴别了。当然，这些隐匿的疝如果B超也可能无法确诊，那么完全可以临床观察一段时间，等到疝逐渐明显了，可以确诊的时候再手术也不迟。如果患者正好要做一侧的疝手术，那么腹腔镜下对另一侧的观察往往是最为可靠的诊断依据。

腹股沟疝的诊断除了专科体检，最简便也最有效的检查方法就是B超了。有些患者认为昂贵的CT或磁共振检查应该更加有效吧，其实不然。腹股沟疝的病变部位比较表浅，而且随体位变化比较大，B超检查可以根据患者平卧和站立时不同的影像学表现来做出诊断。而CT和磁共振因为检查时患者都需要平卧，这时突出的疝块往往回纳腹腔了，反而容易漏诊。所以，医生让您做超声绝对不是为了省钱和省事，而是为了更确切地诊断。

1.8 腹股沟疝的成因

腹股沟疝是人类最常见的疾病之一，据保守估计，我国的患者至少在300

万人以上。腹股沟疝男女老少都可发生，其中又以老年男性的发病率最高。那疝到底是如何产生的呢？

腹股沟疝的发生既有先天的因素，也有后天的诱因。

先天因素有以下几个方面。

（1）腹内压力的作用。腹股沟疝是人类特有的疾病，其他哺乳动物都是四足着地，腹腔的最低位是脐孔，因此脐疝较多。而人进化为直立动物后，腹股沟区就成了腹腔的最低位，所承受的压力也最大。

（2）局部腹壁相对薄弱。腹股沟区缺乏完整的肌肉覆盖，且又有精索（男性）或子宫圆韧带（女性）通过，随着年龄增加，腹壁越发薄弱，发病率也随之增高。有科学家推论，如果人人都能活到150岁，那么疝无人能够幸免。

（3）特殊的生理结构。疝以男性较多见，与睾丸下降有一定的关系。男孩随着生长发育，睾丸有个逐步下降的过程，同时伴有鞘状突的形成。通常鞘状突会在出生后关闭，如果没有完全关闭则较易形成疝。

（4）遗传因素。腹股沟疝的发生也与遗传基因有关，不同民族的发病率不同，在我国，维吾尔族发病率最高。腹股沟疝常有家族史，兄弟或父子均发生的情况并不少见。其他遗传因素还包括局部解剖结构和胶原代谢异常等。

后天的因素主要是引起腹腔压力增高的疾病，最常见的包括老慢支引起的慢性咳嗽咳痰、便秘等引起的排便困难，以及前列腺肥大引起的排尿困难等。这些情况在老年人中十分常见。相对薄弱的腹股沟区不能承受长期的腹腔压力增高，最终导致腹股沟疝的发生。其他引起腹压增高的常见因素还包括重体力劳动、肝硬化腹水、妊娠等。此外，特别要提一句的是，吸烟虽与腹压增高无关，但吸烟会通过影响胶原代谢，促进腹股沟疝的发生，同时吸烟者容易有慢性咳嗽，因此吸烟人群的腹股沟疝发生率远高于不吸烟人群（图8）。

腹股沟疝在分类中可以分为先天性和后天性两大类。

（1）先天性腹股沟疝基本上都是由先天因素引起的，在出生后或幼年时就出现症状，也有少部分直到成年阶段才发病，都与鞘状突未关闭有关，无法从根本上预防。

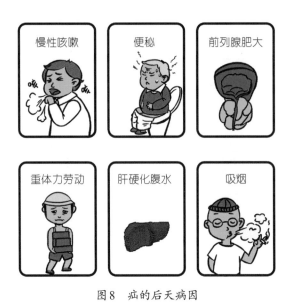

图 8　疝的后天病因

（2）后天性腹股沟疝的发生往往是先天和后天因素混合的结果，多在中老年阶段发病，但许多引起腹压增加的因素是有可能预防的。

1.9　医生，我为什么会得疝气？
——疝的病因答疑

在门诊看病时，很多患者会问："医生，我为什么会得疝气？是遗传的？是我搬重东西、屏大便屏出来的？还是上次开刀医生没有帮我缝好伤口？"……其实这个问的就是疝的病因。

疝的病因是多方面的，不同种类疝的发生病因不同，同一种疝在不同患者身上的发病原因也可能不同，所以要回答患者的这个问题并不容易，不过疝外科医生还是可以给患者一个大致的推测答案。

先说说最常见的腹股沟疝吧。腹股沟疝最常见于小儿和老年人，青壮年患者较少。对于小儿患者，几乎百分之百都是先天性的，都是男性睾丸下降后形成的鞘状突或者女性 Nüke 氏管在出生后没有完全闭合所导致的，也就是说婴儿出生后，先天那里就有个小洞和囊袋。如果这个洞比较大，小儿活动尤其是哭闹时，腹腔里的肠管就会通过这个天生的小洞突出到体表并形成疝，大多数的小儿疝在5岁以内就会出现。

至于青少年和35岁以下的青年疝，虽没有小儿疝那么绝对，但多数也是存在先天因素的，只不过在小的时候未闭合的孔洞很小，肚子里的东西掉不出去，随着时间变化，孔洞逐渐被撑大了才出现了症状。

年龄再往上到了中老年，腹股沟疝的成因就会复杂些，往往混杂了先天和后天两方面的因素。

有人会问：疝气会遗传吗？我爸爸、我舅舅有疝气，我现在也得了疝？为什么我哥哥没有得？以后我儿子会不会得？这里要说明的是疝并不是遗传性疾病，它不像血友病、白化病、红绿色盲等典型遗传病有明确的基因或染色体异常，同时遗传的概率也不那么确定，但往往存在家族史。

通俗一点来理解，这其实和孩子的外貌特征总会有家里人的影子一样，爸爸、舅舅的局部解剖不良的情况在后辈身上也可能有体现。长辈局部组织比较薄弱，那么后辈可能也会有相应情况。因此到了一定的年龄，尤其是到了老年，身体退化加上老年人常存在慢性咳嗽、便秘等腹腔压力增高的因素，腹股沟疝便发生了。当然这并不绝对，有些小辈的解剖特征可能不像长辈那样薄弱，或者即使到了老年也没有相应腹压增高的因素，那么腹股沟疝并不一定发生。所以搬重东西、屏大便这些腹压增高的因素并不是百分之百导致腹股沟疝的发生。但只要发生在存在先天薄弱因素的人身上，疝就会出现。当然在某些情况下，疝的发生有一定的必然性，比如有肝硬化、腹腔肿瘤等疾病，存在顽固性大腹水时，这类患者腹股沟疝以及脐疝的发生几乎都是早晚的事。

上面的分析是否让您对小肠气的病因有了更深入的了解？有了这些了解，的确对未得病的健康人预防疝气的发生有一定帮助。但疝病是人类最常见的疾病之一，万一您不幸"中枪"成了疝气患者，那也不必要纠结自己是为什么得了疝气，就好比你的汽车轮胎被钉子扎破了，你没有必要拼命搞清楚轮胎到底是在哪里扎破的一样，找个修车行的好师傅（专业的疝外科医生）把洞补好，继续上路就成了。

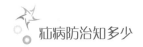

1.10 运动过猛，"洪荒之力"憋出了疝气

前两年的巴西奥运会上，运动员你争我夺的激烈场面让人热血沸腾。傅园慧用尽"洪荒之力"拼来了一块奥运会奖牌，孙杨、宁泽涛等"小鲜肉"的身材和肌肉线条也着实让人羡慕不已。白领小辉看着自己日益变大的小肚腩总觉着不舒服，女朋友也老是笑话他"青年发福"，想想大学时代怎么也算是个运动好手，也曾有过马甲线、人鱼线，现在上班后，吃得多了，动得少了，"救生圈"都出来了……哎！

为了身材、为了健康，小辉觉得自己怎么也要努力一把，于是奥运会刚结束，小辉就列出了自己的"健美身材"计划，开始在健身房里苦练。几年没锻炼，的确是不一样，才一个多小时就把小辉练得散了架似的。不过小辉觉得锻炼贵在坚持，不能因此停步，两天后小辉再次来到健身房，一次深蹲举重时，当小辉觉得自己用尽"洪荒之力"举起杠铃时，右侧大腿根部腹股沟的位置出现了撕裂般的剧痛，小辉受伤了，锻炼被迫终止。但以后几天走路时那个位置还是非常痛，甚至大便都不敢用力。昨天小辉下班，从办公桌前站起来时又一次感觉到了右腹股沟区剧烈的疼痛，用手一摸，居然还摸到有一个鸡蛋大小的包块。他心里害怕，第二天就请了假，一大早就上医院看病了。医生做了体格检查和B超，然后将小辉转到了"疝外科"。疝外科医生看后，告诉小辉是得了"腹股沟疝"，应该是与锻炼损伤有关。

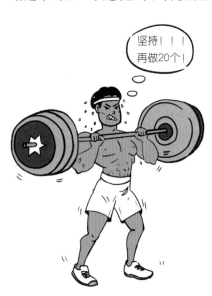

剧烈运动可能导致疝的发生

小辉心想自己才锻炼了两次，刚用出"洪荒之力"，怎么就憋出了疝气呢？医生耐心地给小辉做了解释。小辉这种情况属于运动性腹股沟疝，是由于腹肌腱膜损伤撕裂后导致的腹股沟区局部缺损，然后腹腔内的肠管通过这个缺损突出，到达体表形成了摸得到的肿物。这

种情况在运动员身上也时常可以见到，比如贝克汉姆、卡卡都是腹股沟疝的患者。同时这些患者往往也有先天性的因素，如腹股沟弓状缘位置过高、鞘状突未完全闭合等，平时没有表现，一旦腹股沟出现严重损伤、缺损变大，腹股沟疝就表现出来了。小辉的情况也谈不上严重，医生告诉他休养一个月，等局部损伤好转后再来做手术。

医生也告诉小辉，现代疝外科做的是疝的无张力修补手术，手术时间短、创伤小，术后恢复很快，术后1周即可上班，术后3个月即可逐步恢复体育锻炼，只要锻炼得当，仍然可以获得他想要的健美身材。当然锻炼是要有个循序渐进的过程的，千万小心"洪荒之力"憋出的疝气哦！

1.11 腹股沟疝的预防

知道了疝的病因，我们就可以聊聊预防了。先天性腹股沟疝基本上都是先天因素引起的，在出生后或幼年时就出现症状，也有少部分直到成年阶段才发病的，都与鞘状突未关闭有关。作为一个个体，先天因素是无法克服的，除了避免早产外，无法从根本上预防。

后天性疝的发生往往是先天和后天因素混合的结果，多在中老年发病，很大程度上与衰老以及腹内压增高的因素有关。衰老无人能够幸免，但许多引起腹内压增加的因素是可以预防的。因此疝的预防主要是针对后天因素中腹内压增高的疾病，也就是避免引起长期腹腔内压力增高的病因（表2）。

表2　并发其他疾病时如何预防疝的发生

并　发	如　何　对　待
老慢支	尽可能控制症状，通过药物或增强体质等手段，减少发作时慢性咳嗽、咳痰的持续时间
便秘	多吃蔬菜、水果、蜂蜜等，保持大便通畅，必要时可用些缓泻药来帮助排便
前列腺增生	及时至泌尿科治疗，改善排尿困难的症状
无	（1）适当的体育锻炼可以维持一定的肌肉强度，从而阻挡或延缓疝的发生 （2）不吸烟或少吸烟，减少咳嗽和肺部疾病的发生

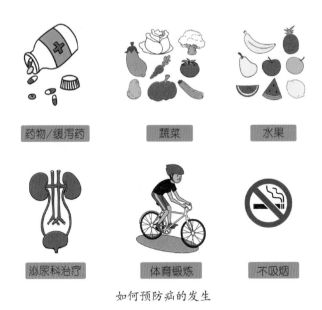

| 药物/缓泻药 | 蔬菜 | 水果 |
| 泌尿科治疗 | 体育锻炼 | 不吸烟 |

如何预防疝的发生

当然，腹股沟疝并不能百分之百的预防，一旦发生了，那还是该尽早进行手术治疗。还是那句话："小洞不补，大洞吃苦。"根据现在国内的疝专科医疗水平，98%～99%的腹股沟疝患者能够得到治愈。

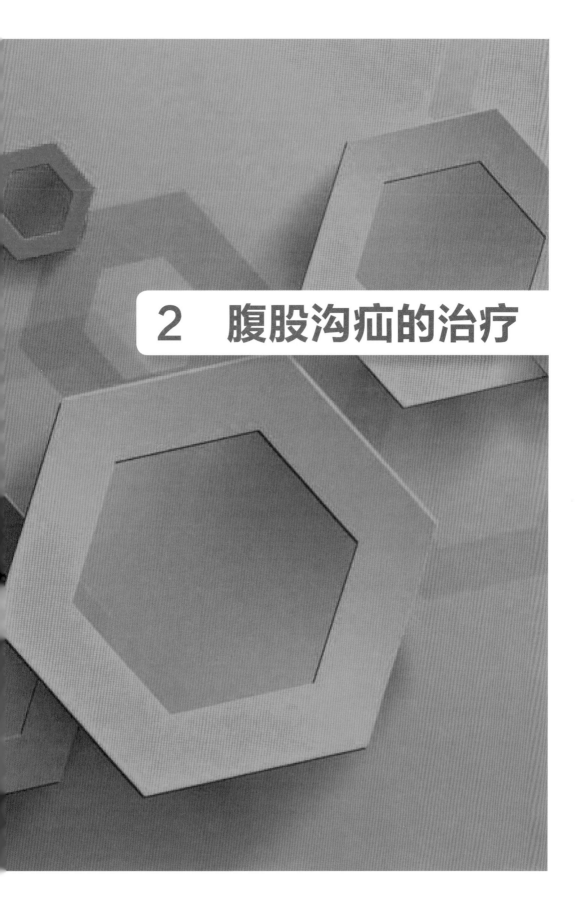

2 腹股沟疝的治疗

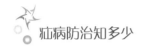

2.1 "小肠气"治疗的"大学问"
——腹股沟疝的治疗原则

　　前文我们详细介绍了疝的基本情况，接下来就认真讨论一下疝（主要是腹股沟疝）在不同年龄的人身上，究竟要不要手术，采取什么手术方式好；以及要不要采用补片，采用什么样的补片等具体问题。记住，疝虽小病，但治疗上还是有"大学问"的。

　　首先有如下两点必须明确。

　　（1）疝病出现后没有任何治疗药物。宣称用某口服药或者外用药能治好疝的说法和广告都是骗人的。尽管现在的药物研发速度极快，但至今还没有任何一种药物能治愈疝。

　　（2）只有婴儿疝有自行愈合的可能性，这里专指先天性腹股沟疝和脐疝。婴儿尤其是早产儿，刚出生时局部组织发育不健全，以致疝的发生。但随着婴儿的生长和发育，薄弱区域会得到加强，部分小儿疝可能会自行愈合。

　　除此之外，1岁以上的小儿疝和所有的成人疝（无论是先天性的，还是后天性的），都是不可能自行愈合的，都必须进行治疗。

　　我们可以把疝比作衣服上的洞，唯有"堵"和"补"两种治疗方法。

　　"堵"就是用物理的方法顶住疝环（疝环就是疝突向体表的门户，多为环状），阻止肚子里的肠子通过疝环突出。常用的方法是使用疝带（或称为疝气带或疝托，用法详见2.10）。但这就好比在衣服的洞上贴一块橡皮膏，贴的时候临时遮挡一下，等到橡皮膏撕掉了，肚子里的肠子依然会掉出来。"堵"属于保守治疗，临床上仅用于那些没有手术条件的高龄患者，以及等待手术的患者。

　　"补"就是通过各种手术方法，对疝洞及周边组织进行修复和加强。再次强调："手术是治愈疝的唯一有效手段"（除了婴儿疝），只有手术修补才能从根本上解决问题。

　　"补洞"听起来很简单，但怎么补，临床实践上也大有学问。

　　对于小儿腹股沟疝，我们只要做一个简单的"疝囊高位结扎"，也就是把疝环扎起来即可，儿童后续的生长和发育过程会使腹壁加强，通常不需要进行额外的加强修补。

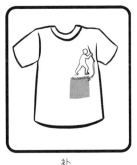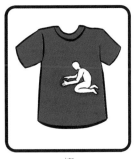

补　　　　　　　　　堵

我们可以把疝比作衣服上的洞，
唯有"堵"和"补"两种治疗方法。

疝的两种治疗方法："堵"和"补"

而成人因为生长发育已经结束，以后随着年龄增加而趋于老化，因此必须进行加强修补。同时，修补手术的方式又有很多讲究。比如，根据局部组织有无张力，分为有张力手术（直接缝合）和无张力手术（打补丁）两大类。根据手术途径的不同分为开放（开刀口）和腹腔镜（打洞微创）两大类。"打补丁"手术根据补片位置放置的差别还分了多种手术，"打补丁"用的材料又有很多区分。后文将有详细的介绍。

知识点

非手术治疗："堵"

　　1岁以内婴幼儿：观察或使用束带
　　没有手术条件的老人：使用疝带

手术治疗："补"

　　疝囊高位结扎术：适用于儿童和少年
　　有张力手术：复发率高，疼痛明显，已基本淘汰
　　无张力手术：疼痛轻微，恢复快，复发率低

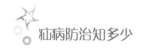

开放性手术：无须全麻，费用较低，但局部疼痛明显

腹腔镜手术：创伤小，恢复快，疼痛轻，但须全麻，对身体条件要求较高

2.2　疝病治疗的三大误区

虽然疝病的治疗原则在医学界十分明确，但在接触过大量患者和家属后，我们发现大家仍存在不少认识上的误区，因此有必要进行纠正。

误区一：疝是小病，早治晚治甚至不治都没关系

外科医生的建议是尽早治疗。为什么呢？看看疝发展的结果和并发症便知。

第一，疝好比衣服上的洞，不补只会越来越大，而且越大越难补。不少患者由于畏惧手术，直到腹股沟疝进入阴囊如皮球大小，严重影响生活才来手术，原本不复杂的情况变成了难度大风险高的手术。

第二，疝不及时治疗，还有发生急性并发症的可能。由于某次咳嗽、屏大便等原因使过多的肠段突出后不能回入腹腔，导致急性肠梗阻，如不及时处理最终可引起肠坏死、穿孔乃至腹膜炎死亡。所以说，疝绝对不能说是小病，它是放在患者身上的"不定时炸弹"。

误区二：不开刀能治愈小肠气

大家经常可以看到一些介绍不开刀治疗疝的小广告，比如疝托、脐贴、中药、打针等。这些手段真的能治好疝吗？答案当然是否定的。

疝托、疝带是把一个硬物堵在疝的出口上，并不能真正地补好这个洞。临床上只作为一些不能耐受手术患者的补充治疗。带过疝带的患者都知道那东西压在身上很不舒服，而且时间长了局部组织受压变薄，最终疝还是会从旁边出来。还有个别患者因为佩戴不合理导致疝托直接压在肠管上造成肠管粘连，手术也因此复杂多了（详见2.10）。

脐贴、中药可能在一定程度上减缓疝的发展，但也不能从根本上堵住缺损。

最可怕的是打针注射硬化剂，堵不住洞不说，还可能引起严重并发症。比如，硬化剂打在肠管上会导致肠坏死穿孔，打坏了精索会阻塞输精管或影响睾丸血供，甚至影响生育。有些患者因惧怕手术花了不少冤枉钱，最终还是得来手术。关于硬化剂的介绍详见2.3。

误区三：老年患者不适合手术

老年人是疝的高发人群，而且年纪越大发病率越高。年纪越大手术风险也越大，就越害怕做手术，这是人之常情。但是多数疝的手术，尤其是最常见的腹股沟疝手术，在外科范畴属于小手术，只要没有严重的全身疾病，绝大多数人都能耐受手术。手术治愈的耄耋老人也不少。对于老年患者，关键是要做好术前评估和术中术后处理。现在大家寿命长了，也希望有更好的生活质量，身上留着疝气、回避手术绝对是影响生活品质的。

目前手术技术和医学材料都有了很快的发展，疝手术的疗效也十分肯定，复发率低于1%，是过去有张力手术的十分之一，并发症概率也很低。因此大家应该抛弃以上误解，对疝的手术治疗充满信心，让小肠气不再成为影响您生活的累赘。

2.3 "一针灵"？真不灵
——浅谈硬化剂治疗腹股沟疝的危害

在门诊，我们经常碰到一些前来询问能否微创手术治疗腹股沟疝的患者，在得到肯定的答复后，他们立刻会进一步求证："微创手术是不是打一针就好了？"这时我们往往要花费很大的精力向他们解释，真正的微创手术并不是打一针即可，腹腔镜疝修补术才是治愈腹股沟疝的微创手术。针对害人不浅的注射法（所谓的"一针灵"），我们来扒一扒它的真面目。

腹股沟疝注射疗法，俗称"一针灵"，20世纪三四十年代在欧美曾风行一时。其理论依据就是将硬化剂或粘合剂如石炭酸甘油、鱼肝油酸钠、复方奎宁、医用胶等，注射到疝环口及腹股沟管内（图9）。硬化剂在注入体内后会

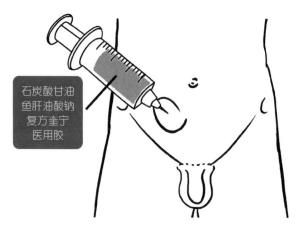

石炭酸甘油
鱼肝油酸钠
复方奎宁
医用胶

图9 "一针灵"害人不浅

发生化学反应，像水泥一样迅速变硬，从而将局部的肌肉和筋膜粘合到一起，以阻挡疝内容物的突出，从而起到治疗作用。

然而，医学专家们很快就发现了它的种种弊端：

（1）注射治疗有很大的盲目性。无论是徒手还是在超声引导下操作，都很难准确定位。因此注射后复发率高达50%以上。

（2）注射常导致精索血管、输精管的损伤或粘连，影响生育，严重者甚至发生缺血性睾丸炎导致睾丸萎缩，这对生育的影响是不言而喻的。

（3）如果硬化剂注射误入腹腔、肠腔，可能导致肠粘连、肠梗阻、肠坏死等严重并发症，或者误入股血管，会造成下肢血管栓塞，这些并发症严重的甚至会危及患者生命。

（4）注射治疗失败后需要外科手术时，由于局部解剖结构完全改变，组织硬如水泥，会导致术中解剖困难、出血多，手术后疼痛、血肿和感染的概率也大幅增加（详见4.11）。

由于以上原因，国外在20世纪六七十年代就完全禁止了注射治疗。但是近年在国内，这种治疗方法打着微创的旗号又有卷土重来的趋势。细心的读者其实很容易发现，开展这类治疗的往往是一些非正规的医疗机构或私人小诊所，他们利用一些患者惧怕手术、贪图便宜的心理，乘虚而入。

在这里特别提醒广大病患朋友，在选择医疗机构和治疗方案时，一定要提高警惕，擦亮眼睛，切莫因小而失大。

2.4 腹股沟疝手术发展史，从1.0到4.0

经常听到工业发展至今已经是4.0版，腹股沟疝手术还有什么4.0版？回顾历史，当代的手术方法的确是4.0版。

古代人类对疝病的认识有限，只是认识到疝是腹壁某处破裂而产生。在古希腊一直到中世纪的很长一段时间内，腹股沟疝主要的治疗是采用疝带进行压迫，只有疼痛剧烈者才考虑手术。那时所谓的手术也还是处于非常原始甚至残忍的状态。中世纪的欧洲外科医生大多来源于理发师、裁缝。手术没有麻醉，切除疝囊然后让伤口自然敞开，通过自然的瘢痕形成，甚至是烙铁烧灼破坏局部组织，最终是靠形成大量瘢痕来阻挡疝；有些医生还同时连同患侧的睾丸也一起切掉。是不是很可怕？但这就是事实，是野蛮血腥的1.0版。

随着文艺复兴，医学也逐步复兴，欧洲的医学家逐步开展各种解剖研究，对腹股沟区的局部结构也逐步了解。现在腹股沟的很多解剖名称都是用那时医学家的名字命名的。同时，手术也不像1.0版时那般野蛮，烙铁不用了、睾丸也保住了。既然腹股沟疝是局部组织有破损，周边还有各种各样的解剖结构，于是就开始了修补时代。不过别看腹股沟这个区域范围不大，解剖结构还真不少。那时也不知道应该把什么韧带和什么肌腱缝在一起更好，因此不少医生都提出了自己的补法。一时间众说纷纭、门派林立、一场混战，谁都说自己好，但谁也说服不了谁。不过患者手术后的结果则是扇了众多"高手"的耳光，复发率普遍高于50%，令人失望。这就是腹股沟疝手术的2.0版，"乱补"的时代。

好在解剖学家、外科医生的奋斗没有停止。一直到了19世纪80年代，意大利的Bassini医生发明的一种缝合修补方法取得了很好效果，复发率从50%降低到了15%。这是从手术结果多数失败到大部分成功的转变，因此具有里程碑的意义。1900年以后这种手术方式得到了极大的推广，有些医生也以此方法为基础做了一些小改动，但其基本理念和Bassini修补术完全相同，它意味着终于发现了腹股沟疝的根本发生原因，是来自腹股沟管后壁——腹横筋膜的薄弱，也意味着我们终于找到了正确的缝合修补方法。所以我把它称为3.0版，它盛行了近一百年，至今仍没有被完全淘汰。

2.0和3.0的手术核心是"缝合"，但是把两边有距离的组织强行缝合起来，疼痛无法避免，原因在于有张力，因此我们将这类手术归类为"有张力"修补术。同时伴随的是术后较长的恢复期。因此那时医生都会给术后患者开"减轻工作半年"的病假条。从现代医学的眼光看，15%的复发也是很高的失败率。补衣服可以打"补丁"，于是医学家也想这么做来修补疝。材料学的进步使得这种设想成为可能，这些人体组织兼容的高分子材料作为"补丁"，我们形象地称之为"补片"。有了补片，医生就可以最大限度地保留人体原有的生理结构和组织层次，这类手术不需要将两边的组织强行拉合。因为没有张力，所以我们称之为"无张力"修补术。患者术后疼痛轻，非体力劳动者术后一周即可恢复日常工作，复发率也降低到了1%以下。从20世纪80年代美国的Lichtenstein医生开创后，很快在全世界范围内得到推广，我们将此类手术称之为疝修补术的4.0版。近十多年来腹腔镜手术也将无张力手术的优势发挥到极致，创伤更小、术后疼痛更轻、恢复更快。也许可以算作4.0$^+$版吧。

从1.0版本延续了2000年，到3.0版本仅延续了100年，人类的发展和技术进步日新月异，4.0版本的普遍使用至今仅25年左右，相信未来肯定会有5.0、6.0版本，而且那时的手术一定会更高效、更微创（表3）。

表3　三种腹股沟疝修补术式的比较

术式	切口大小	住院天数	下床活动时间	复发率	慢性疼痛发生率	恢复日常生活时间	费用
传统有张力修补术	常规切口（长4～6 cm）	10～14天	3～7天	10%～15%	5%～10%	3月	较低
开放式无张力修补术	常规切口（长4～6 cm）	3～5天	6小时	<1%	3%～5%	2～4周	较高
腹腔镜无张力修补术	3个小切口（各0.5～1.5 cm）	3～5天	麻醉苏醒后	<1%	1%～2%	1～2周	高

2.5 给疝气打个"补丁"

就好像我们经常比喻的那样，疝好比衣服上的洞，疝的手术实际上就是一个补洞的过程。补洞无非包括直接缝合和打补丁两个方法（图10）。

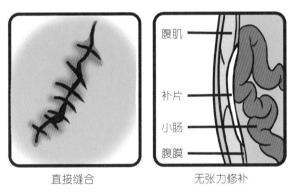

图10 疝的两种治疗方式

早期的手术方式是将洞边缘相对健康的组织强行对缝起来，即"有张力修补术"，但这样做局部张力很高，患者术后会出现持续、明显的疼痛，恢复期漫长，影响工作和生活。而且由于老年人本身组织脆弱，抗张强度差，修补的地方容易再次撕裂，所以复发率高达15%左右。

近二十多年，随着材料学的发展，我们改用打"补丁"的方法来修补疝，这种与人体组织相容性很好的高分子材料我们也俗称为"补片"。运用补片后，由于局部没有张力，因此我们也称为"无张力修补术"。采用"打补丁"的手术方法，能最大限度地保留人体原有的生理结构和组织层次。而且补片的网状结构能起到支架作用，使人体自身的组织沿着补片支架生长，并填充到网状结构中去，形成牢固的保护层。这有点类似造房子时用的钢筋加水泥，起到了1+1＞2的效果。这样就克服了缝合手术的诸多缺点：

（1）没有强行牵拉周围组织，术后疼痛轻。

（2）恢复时间较短，术后麻醉过后即可下床走动。

（3）术后复发率低于1%。

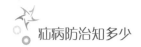

因此，使用补片的"无张力修补术"目前已完全取代"有张力修补术"，成为手术的首选。

同样是打"补丁"，其中的巧妙也有所不同。

第一，补片的品种十分丰富，随着材料学的进展，各种新型的补片也层出不穷，目标当然是效果更好、不良反应更少。有经验的医生会根据患者疝的不同情况选择合适的补片进行手术。

第二，手术方式也呈多样化，除了传统的开放性手术，腹腔镜微创技术在疝修补领域也得到了推广，使得患者的创伤更小、疼痛更轻、恢复更快，同时还具备了许多开放性手术不具备的优点。即使是开放性手术，现在手术方式也有了很大的丰富，补片可以根据患者的具体情况放在腹壁的不同层次，手术技术也日益成熟，创伤也比原来小很多。

看了上述介绍，是不是觉得给疝打个"补丁"也是大有学问啊！选择太多，是否无从入手呢？其实不必多虑，您要注意的是是否有疝的症状，一旦怀疑，就应该及早找疝专科医生看病。至于手术，也不必担心，因为无论采取何种手术方式，绝大多数情况下疝的修补都是安全可靠的小手术，交给医生就是了，专业的疝外科医生一定会为您度身定制最适合您的手术方案（详见2.6）。

2.6 疝手术的"私人定制"
——"微创化"和"个体化"手术方案选择

目前疝的手术方式是多种多样的，通过网络很容易获得相关信息，因此不少患者和家属也在纠结该选什么手术方案。从临床实践角度来看，每个患者的具体情况是有差异的，那么是否存在一个可以共同遵循的手术选择原则，来确定每个患者的最佳手术方案？答案是肯定的，医疗权威机构制订的一些指南确定了基本方向，疝专科医生也会根据指南及患者的具体情况，制订相应的手术选择方案和基本诊治原则。简单用两个词来概括，那就是——"微创化"和"个体化"。

"微创化"是指选择的手术方式、所做的手术及相关操作，对患者造成的创伤应当尽可能地小。近十几年来，腹腔镜手术在外科领域得到了广泛开展，除了胆囊，甚至连胃、肠、胰腺等肿瘤也开始用腹腔镜进行手术。在疝病领域，近十年来腹腔镜疝修补术也在国内一些大城市的三甲医院得到了开展。

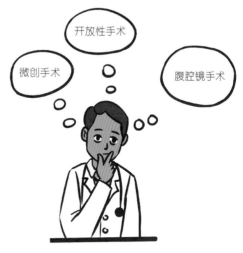

疝手术的"私人定制"

腹腔镜疝修补术拥有许多开放性手术没有的优势：比如说在腹股沟区没有切口；对腹股沟管壁损伤小；通过腹腔镜镜头的放大作用操作更加精细，精索结构的创伤减小，术后急、慢性疼痛的发生率低、程度轻；对双侧疝、复发疝、隐匿疝具备独特优势等。因此，越来越多的医生和患者会选择腹腔镜进行疝修补手术。

微创化的另一个层面不局限于腹腔镜，它的意义是无论采用腹腔镜还是开放性手术，都要做到对患者的创伤最小化。开放性手术对腹股沟管壁的损伤虽然不可避免，但通过对精索的保护（包括加强神经保护、精索血管保护的理念）、采用腹膜前修补的方法等都能减少创伤。

同时除了局部创伤，我们还要考虑整体创伤。有些高龄或者心肺功能差的患者，如果仅仅追求局部微创而做腹腔镜手术，那么腹腔镜手术所必需的全麻和气腹对人体整体带来的不利影响，往往会超过腹腔镜局部微创的获益。此时对这类患者做一个半身或者局部麻醉下的精细化的开放性手术才是真正的微创。所以，对不同患者我们还是要根据患者的不同情况。决定具体手术方案，这就是手术选择原则里的第二方面——个体化。

"个体化"的基本概念很容易理解，就是我们要根据每个患者的病情和自身想法决定具体手术方式。以最常见的腹股沟疝为例，下图即是成人腹股沟疝个体化手术选择方案的流程图（图11）。通过图表我们可以基本了解一名腹股沟疝患者，以及如何根据他的具体情况选择合适的手术方案。但图表仍然不足以体现"个体化"的全部内容，尤其是当阅读这张表的对象不是专业人

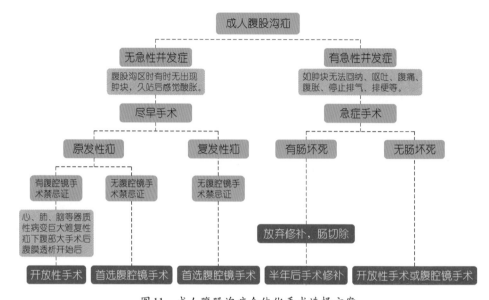

图11　成人腹股沟疝个体化手术选择方案

参考我国《成人腹股沟疝诊疗指南(2014)》和《欧洲疝学会成人腹股沟疝治疗指南(2009)》

士，而是普通患者时，我们还是不能完全展开全部的细节。

比如，对于大部分患者，我们都可以采用腹腔镜进行手术，但如果患者有严重的心肺基础疾病，或者是病史很长的巨大疝，或者下腹部有过肿瘤等大手术病史的，那还是应该选择开放性手术。双侧疝、复发疝、怀疑对侧隐匿疝的首选腹腔镜手术。

又比如，腹腔镜手术具体还分三种手术方式——TEP、TAPP和IPOM，我们要根据患者的具体情况去选择。当可选方案有两种时，我们也会尊重患者的想法。这是因为不同人的思路不同，相似情况的两个患者会选择不同的手术方案或补片材料。比如育龄男性可以在生物补片或大网孔合成补片中进行选择。

再比如，有些年轻女性会考虑到穿露脐装的美观而放弃腹腔镜手术，因为腹腔镜是在脐孔平面打孔，而开放性手术的伤口能够被内裤遮挡等。

此外，患者的经济条件也会影响手术方案，腹腔镜手术费用较高，对于经济状况不佳的患者我们可以选择局麻的开放性手术以尽可能节约费用。

写了那么多，如果您是医疗知识并不太丰富的普通民众，不能完全读懂图表和所有文字内容，也没有关系，下面我们特地挑选了一些临床的典型病例供大家参考，病情简单的患友可以"对号入座"。当然"私人定制"的精髓在于"完全按照个体情况"，因此医生还是会在诊治过程中依据患友的具体情况，确定您的"最佳方案"！

● **老年病例**

王老伯，男，77岁，双侧腹股沟疝，病史1年，平素体健，除高血压服药外无其他慢性疾病，无腹部手术史。

手术方案：腹腔镜双侧腹股沟疝无张力修补术。

选择原因：双侧疝，因为开放性手术时双侧需要左右各一个切口，而腹腔镜无论单侧或双侧均为三个孔，因此双侧疝做腹腔镜手术获益最大。

田大伯，男，66岁，左侧腹股沟难复性疝，病史15年，疝块大，进入阴囊，5年前做过膀胱癌的开放性手术。

手术方案：开放腹股沟疝无张力修补术。

选择原因：病史长，为巨大难复性疝，下腹做过膀胱癌手术，以上两点均不适合腹腔镜手术，开放无张力修补最合适。

赵大爷，男，86岁，右侧腹股沟疝，病史2年，体质虚弱，生活基本自理，有冠心病、高血压、慢支、肺气肿病史，有驼背。

手术方案：局麻开放无张力修补术。

选择原因：高龄患者，基础疾病多，不适合腹腔镜手术需要的全麻。因为驼背，半身麻醉也有困难，因此仅适合局麻下开放性手术，对患者的全身影响小。

小结：老年患者是腹股沟疝的主要患者群。由于老年人常会同时患有其他内科疾病，因此在选择手术方案时除了疝也要考虑患者的全身情况。对于高龄、有较严重全身疾病以及有下腹部大手术史的患者选择开放性手术，其他的首选腹腔镜微创手术。补片方面，老年人很少考虑生育需求，因此选择牢度较大的合成补片。

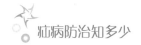

● **中青年病例**

孙先生，男，48岁，右侧腹股沟疝，病史1年，平素体健，无腹部手术史。

手术方案：腹腔镜微创无张力修补术，轻量型合成补片。

选择原因：年富力强，假期短，希望尽早恢复工作，最适合腹腔镜微创手术；轻量型合成补片弹性好，瘢痕形成少。

钱先生，男，26岁，先天性右侧腹股沟疝，在读研究生，未婚未育。

手术方案：腹腔镜微创无张力修补术，选择生物补片。

选择原因：年轻患者，除了手术方案适合腹腔镜微创手术外，由于未婚未育，本人也担心合成补片影响生育，因此选择生物补片。现在生育政策放宽，已经有孩子但仍有生育要求的，也可以选择生物补片。

董小姐，女，28岁，模特，左腹股沟疝，病史半年，未婚未育。

手术方案：开放无张力修补术，轻量型合成补片。

选择原因：对董小姐腹腔镜手术本身是适合的，但由于腹腔镜手术打洞是在脐孔平面，因其职业特点，她情愿选择伤口能被内裤遮挡的开放性手术。

小结：中青年是社会活动的主体，工作学习家庭等事物繁忙，均希望术后尽快恢复工作生活，因此腹腔镜微创手术是首选。补片方面有两种选择，一是轻量型合成补片，补片本身弹性好，对术后活动和运动基本无影响；二是生物补片，主要用于以后有生育要求，同时又担心合成补片影响生育的。女性患者部分有着装、美观方面的要求，会选择开放性手术，不会影响生育，因此轻量型合成补片即可。

● **婴幼儿、青少年病例**

半岁男婴，先天性右侧腹股沟疝，疝块小。

治疗方案：临床观察。

选择原因：一岁以内的婴儿有自行愈合的可能，可以临床观察，注意避免嵌顿的发生；两岁以后仍不自愈时考虑手术。

8岁男童，先天性右侧腹股沟疝。

手术方案：腹腔镜疝囊高位结扎术。

选择原因：小儿疝只需高位结扎，随着生长发育进入青少年期腹壁会逐步强健，因此无须进一步修补。腹腔镜手术创伤更小，恢复更快。

15岁初三学生，先天性左侧腹股沟疝，疝块大，进入阴囊。

手术方案：开放无张力修补术，生物补片。

选择原因：以往对18岁以下未成年人主要是采用无补片的有张力修补手术，但术后疼痛显著，对活动和体育运动影响大。青少年阶段虽未成年，但已经发育，身体上接近成人，单纯的高位结扎也不可靠，复发率高。近年来我们开始尝试采用无张力修补的方法，但由于青少年发育还未完成，因此不能使用合成补片，只能选择生物补片。

小结：该年龄段也是腹股沟疝的好发人群，基本都是先天性疝，一岁以下的多选择临床观察，一到两岁以后不能自愈的应做疝囊高位结扎术；青少年阶段先天性疝的手术方案尚有争议，我们建议采用生物补片的无张力修补术，既对术后的活动影响小，复发率也低。

2.7 开放还是腹腔镜？
——谈谈腹股沟疝的手术选择

腹股沟疝手术可分为两种途径。传统的方案是采用开放性手术，也就是在疝突出的腹股沟区划个刀口进行手术操作。近十年来，随着腹腔镜手术应用的日益广泛，腹腔镜下的疝无张力修补手术也在一些三级医院得到开展。腹腔镜通常被认为是微创手术，因此得到了不少患者的青睐（图12）。但也有患者担心腹腔镜手术复发率高，也有担心全麻对身体影响大的。到底是开放

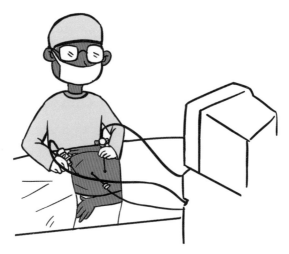

图 12　腹腔镜手术

性手术好还是腔镜手术好呢？甚至在不少医生口中的观点也不一致，因此不少有些医学知识的患者纠结不已，不知该如何做出正确的选择。那我们今天就来探讨一下这个问题。

从本质上说两者是一致的，都是采用补片实现无张力修补，即都是将补片放置在腹股沟疝发生的区域。只要手术做得到位，两者的修补效果完全是一样的，复发率都是很低的，不会高于 1%。

两者的区别是操作的途径不同（图 13）。开放性手术是通过在腹股沟区域做一个 4～6 cm 的切口完成操作，而腹腔镜手术是通过在下腹壁高于腹股沟区的位置打三个 0.5～1 cm 的小孔，放置镜头和器械完成全部操作。前者需切开腹股沟区域的腹壁，对腹壁和精索的创伤较大，局部神经损伤的可能性较大。而后者对腹壁和精索的创伤较小，因此患者术后的恢复通常较快，此外神经损伤的可能性较小。

腹腔镜的手术完全是在直视下完成解剖分离和补片放置的，这一点比一些腹膜前放置补片的开放性手术更精准，这也是腹腔镜手术不会差于开放性手术的重要原因。同时，腹腔镜非常适用于双侧疝和复发疝，这是为什么呢？通过腹腔镜打的三个小洞是能够同时完成两侧手术的，而开放性手术通常只能是左边右边各一个切口，显然创伤更大。复发疝患者已经有过一次手

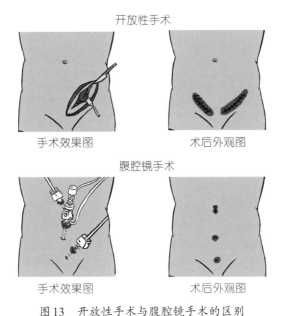

开放性手术

手术效果图　　　　术后外观图

腹腔镜手术

手术效果图　　　　术后外观图

图 13　开放性手术与腹腔镜手术的区别

术史，腹壁的解剖会有一定程度的改变，通过腹腔镜从里面看和操作的确比从外面解剖进去的开放性手术更直接和方便。同时腹腔镜手术还能探查对侧，及时发现对侧无临床症状的隐匿疝，这是单侧的开放性手术做不到的。

既然腹腔镜有那么多好处，是不是所有患者都适合用腹腔镜做疝修补手术呢？并不是如此。

（1）由于腹腔镜手术需要向腹腔注入气体创造手术空间，因此必须全麻才能安全完成手术，而全麻对那些原本就有较严重心肺疾病的老年患者的影响是大于开放性手术时的半身或局部麻醉的，因此这些患者不适合腹腔镜手术。

（2）那些病史很长，进入阴囊的巨大疝成为难复性疝时，由于要分离粘连在疝囊上的肠管，也是不太适合用腹腔镜手术的。

（3）下腹部有大手术史，尤其是做过前列腺和膀胱手术的，由于腹腔内和修补的间隙存在粘连，一般也不适合进行腹腔镜手术。

（4）腹腔镜手术的是费用远高于开放性手术，这是由于增加了全麻和器械的费用。

从总体上来看，90%以上的患者还是能够进行腹腔镜手术的。另外其对

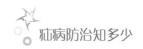

手术者的操作要求更高，早期报道的腹腔镜手术后复发率高于开放性手术，其实还是操作不够熟练的关系。现在腹腔镜技术成熟了，复发率与开放性手术相比差不多，甚至更低。

最后再总结一下如何选择腹腔镜和开放性手术吧（表4）。

表4　如何选择腹腔镜手术或开放性手术

首选腹腔镜手术	首选开放性手术
双侧疝和复发疝的患者	原本就有较严重心肺疾病的老年患者（只能局麻或半身麻醉）
单侧疝患者，且临床不能排除对侧疝	病史长，进入阴囊的巨大疝和难复性疝患者
年纪不大或者无严重心肺疾病的老年患者（希望手术后尽快恢复正常工作和生活）	下腹部有大手术史，尤其是做过前列腺和膀胱手术的患者
	希望手术费用低的患者

其实临床上大多数的腹股沟疝患者是两者方法都可以选择的，同时从总体而言，腹股沟疝无论是开放性手术还是腹腔镜手术都是很安全的常规手术，患者们不必在手术方式选择上过于担忧。建议大家找两种手术都做的疝专科医生商量一下，医生会遵循个体化的治疗原则，根据具体情况最终决定您的手术方式，一定能帮您解决腹股沟疝这个令人烦恼的小病。

2.8　疝病复发了该怎么办？
——谈谈复发性腹股沟疝的治疗

老周的烦恼：

老周在20年前，50多岁时做过右侧疝的修补手术，今年过年后总觉得原来开刀的地方胀鼓鼓的不舒服，天热时就发觉又有东西鼓出来。回想曾经发病的情景，老周一想不好，小肠气又来了。老周到医院的疝外科门诊，医生一看就明确说是腹股沟疝复发了，只有再通过手术才能解决问题。老周一听就晕了，记得上次开刀时可是吃足了苦头，开完刀在病床上躺了一个礼拜不说，起来走路那真叫个疼啊，两年多才基本恢复，但开刀那个位置总是有隐隐不适，一条6 cm长的刀疤就是那段痛苦经历的见证。20年前自己身体结实，可现在老了，身体大不如前了，又有高血压心脏病，再这样来一次真的要半条老命没了。

医生的说法：

复发性腹股沟疝的确是一种比较棘手的腹股沟疝，要根据患者的具体病情来分析。老周在20年前做的腹股沟疝修补术，是有张力的腹股沟疝修补术，就是把疝环强行缝合起来的方法。这样的结果一是术后疼痛十分常见，而且持续时间长；二是硬拉起来的组织容易再次崩开，所以复发率高。而且复发性疝患者已经有过一次或者多次手术史，腹壁的解剖会有不同程度的改变和破坏，同时会存在瘢痕和粘连。再从原来的切口进去困难大而且创伤重，容易发生精索以及血管神经的损伤。如果通过腹腔镜手术，等于"走后门"找到并修补腹股沟疝，就可以避开原来的创伤部位，避免不必要的再次损伤，术后恢复快。反之，如果患者之前做的就是腹腔镜疝修补术，这时"后门"已经被破坏掉了，我们就应当"走前门"，通过开放性手术来进行修补，反而能够将创伤减小到最低程度。

当然复发性腹股沟疝的手术还是有许多细节要考虑的，因为每个患者的先前手术和复发情况都不尽相同。比如近年来也有部分用过补片的复发患者，由于补片种类、大小、形状和放置位置的不同，会对再次手术造成不同的困难。因此对于复发的患者需要遵循个体化治疗的原则，根据每个患者的情况制订再次手术的具体方案。但办法总比困难多，再复杂的情况，疝外科医生也会找出相应的对策予以应对。

治疗结果：医生为老周实施了腹腔镜下腹股沟疝无张力修补手术。手术进行得很顺利，老周手术后6小时就能下床了，也没有明显的疼痛，手术后两天便自己走出病房回家了。现在手术过去两个多月了，已经完全恢复了日常生活，又可以到公园跳舞打拳了。

2.9　小儿疝有问必答

在宝宝身上发现了小肿块，会不会是小儿疝？小儿疝与成人疝有什么区别？应该如何诊断与治疗？……下面通过12个问答，告诉爸爸妈妈们，小儿

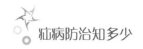

疝到底是怎么一回事。

问题1：小儿腹股沟疝是怎么回事？

小儿腹股沟疝是小朋友的常见病，是由于腹部和大腿交界的腹股沟区存在一个先天性发育不全的小孔，腹腔里的肠管或卵巢、输卵管等脏器，通过这个小孔跑出来到达体表皮肤下方，在局部形成一个时有时无、时大时小的肿块。

说得再专业一点，这个先天性发育不全的小孔，其实就是男宝宝的睾丸或女宝宝的子宫圆韧带从腹腔下降到体表时形成的一条腹膜的小通道，在出生后没有完全关闭所形成的。由于右侧睾丸下降一般比左侧晚，鞘状突闭合时间较晚，因此右侧腹股沟疝较左侧多见。另外，男宝宝睾丸下降形成精索的通道比女宝宝的圆韧带相对宽大，所以小王子的发病率要远高于小公主。早产儿、低体重儿由于本身就存在各方面的发育不全，发病率更高。

问题2：家长们怎样及时发现小儿腹股沟疝？

腹股沟疝出现后的最主要表现就是局部肿块，跑出来的小肿块通常位于外生殖器，也就是小鸡鸡或小哈哈的旁边，时间长的还会掉到阴囊或大阴唇里去。所以家长们在帮宝宝洗澡或者换尿布的时候可以注意一下这个位置有

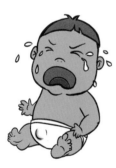

小儿反复哭闹要明确是不是疝

没有肿块、鼓包，或者有没有两侧不对称的情况。尤其是在宝宝哭闹后以及剧烈运动后，出现的概率会更高。而当宝宝安静了或者入睡了，这个肿块又不见了，那多半就是腹股沟疝。

大孩子往往会告诉家长下体不舒服，不愿意跑步玩耍。还有一点特别要家长们注意，2～3岁的宝宝不会用语言表达，如果反复哭闹，感觉不是肚子饿、发热、腹泻引起的，又找不到明确原因时，应该拉开尿布或者拉下裤子看看小鸡鸡或者小哈哈旁有没有异常。

问题3：发现了小肿块该怎么办呢？

当然是上医院啦，首先要让医生确诊是腹股沟疝还是其他疾病，因为的

确存在鞘膜积液和隐睾等一些疾病需要和疝做鉴别，在专业医生的手里这是很容易的事。然后医生会根据宝宝的不同情况做具体处理，是暂时观察还是需要尽早接受手术治疗。

问题 4：发生了腹股沟疝，对小儿有哪些危害？

腹股沟疝一旦形成会对患儿的健康造成威胁。小部分孩子会影响消化，随着病史延长，疝的挤压可能对小王子的生殖系统发育带来影响。另外有一部分患儿会出现疼痛不适，大孩子会告诉家长，但两岁以内的小宝宝则只能用哭闹进行表达。所以孩子有不明原因哭闹时应该拉开尿布看看小鸡鸡旁有没有异常。因为小儿腹股沟疝易发生急性并发症，医学上称为"嵌顿"、老百姓称为"卡住"的概率远高于成人疝。以为小孩子不听话，而延误了嵌顿诊断导致肠梗阻肠坏死、睾丸或卵巢坏死的惨痛教训，临床上比比皆是。而且孩子越小发生嵌顿的概率就越高。肠梗阻、肠坏死如不及时抢救会导致患儿死亡，睾丸、卵巢发生坏死（嵌顿后发生概率10%～15%）的结果应该是不言而喻的。所以小儿疝一定要及早进行手术治疗，爸爸妈妈们千万不能抱有侥幸心理，觉得这是个小病"哭之即来，推之即去"，一旦出现并发症就得不偿失了。

问题 5：确诊了腹股沟疝该怎么办？会自己好吗？可以吃药打针不开刀吗？

小儿的腹股沟绝大多数是需要进行手术治疗的。1岁以内的宝宝，确实有自愈的可能，但自愈率只有1%～2%。所以对于1岁以内的宝宝，可以临床观察或者使用疝带；而1岁以上的宝宝，基本上都是需要通过手术才能治愈的，也就是把宝宝那个应该自然关闭而没有关闭的小通道用手术的方式做一个人为的关闭。

必须强调一点，任何宣称"不开刀治好小肠气"的广告都是骗人的。目前还没有任何药物能促进这个通道的关闭。最有害的就是注射治疗。所谓"注射打针"打的是硬化剂，注射的硬化剂是打在小通道的旁边，与机体组织反应后变硬。部分情况下能够达到缩小通道的作用，所以部分患儿可以表现为暂时的"愈合"。但是注射并不能真正封闭这个通道。以后随着活动和腹压增高,通道会被冲开而最终复发。复发还是其次,由于腹股沟疝的通道跟精索紧贴,注射过程很容易导致输精管和供应睾丸的精索血管受到损伤,后续形成的瘢痕粘连也有一定的导致输精管阻塞和精索血供障碍的概率。输精管的问题往往要到成年生育时才被发现,而精索血管的问题会阻碍宝宝的睾丸发育,短期内就会有表现。因此,家长们千万不要因为舍不得给宝宝做手术,而选择这种可能导致"断子绝孙"的方法。此外,注射治疗如果误入腹腔,还有引起肠粘连、肠坏死的报道;同时局部形成的残留物和局部组织粘连,还增加了今后手术的难度,容易导致手术误损伤,真的可以说是有百害而无一利。

问题6:在什么年龄给孩子做手术最合适?

手术是治疗小儿腹股沟疝的最主要方式。由于鞘状突最晚可以到出生后一年才关闭,所以许多教科书上认为一岁以内可以临床观察,而一岁以后则建议手术治疗。但目前临床的治疗观念正在改变,一方面是因为自愈率极低,另一方面是因为小儿腹股沟疝发生嵌顿的概率远高于成人,一旦发生嵌顿,除了威胁生命,睾丸和卵巢萎缩坏死的概率也大大增加,因此有不少西方国家医生主张小儿疝一旦发现就尽早手术。当然考虑到小儿手术是年龄越小风险越大(主要是麻醉和围术期的风险),所以也有把半岁作为一个临界年龄的。当然,还是要根据患儿的疝和全身具体情况决定。对于不大的可复性疝,出现频率不高的,出现后容易回纳的,可以临床观察或用疝带压迫,到一岁后仍未自愈或者年龄再大些四五岁时进行手术。如果疝较大,频繁出现,甚至出现过嵌顿的,只要无其他严重疾病,无论年龄大小,均应该尽早手术。

无论因为何种原因,最晚的手术时机是发育前。因为先天缺损关闭以后,机体后续的发育会使局部组织增强,而发育后虽然也可以做手术,但错过了发育时腹壁加强的机会,因此术后复发率将远高于发育前。此外随着病程延长,缺损会逐步增大,部分患儿到了青少年阶段再手术就可能需要使用补片;再拖到成人,就变成了一个"老疝",会增加手术难度,增加精索结构损伤的概率。

问题7：小儿腹股沟疝的手术怎么做？复发率高吗？风险大吗？

小儿腹股沟疝的手术方式较成人更为简单，只要做疝囊高位结扎即可，不像成年人需要进行局部修补加强。手术的原理很简单，说白了就是找到疝出来的洞口，用一根线把洞口扎住即可！小儿疝不需要像成人疝那样进行修补，其主要原因是两者的病因不同。成人疝的发生大多与机体退化有关，就好比衣服穿久了、轮胎用久了会磨出洞，所以就一定要用一块"补片"，像打补丁一样对疝洞覆盖和加强。如果不加强修补，机体后续的组织退化多半会导致复发。而小儿是先天发育异常，鞘状突没有关闭，那就须通过手术人为地把它关上。不需要做加强修补，因为小儿本身的腹壁强度并没有问题，今后随着生长发育，局部组织会进一步加强，复发的概率很小，只有3%左右。因为手术很小，所以手术风险相对很小。当然在麻醉方面，的确是孩子越小风险相对越大。

问题8：小儿腹股沟疝能够通过微创手术做吗？有哪些优点？

目前手术的方式有两种：一是传统的开放性手术，局部做一个2～3 cm的皮肤切口，从外向里分离找到疝环进行结扎；另一种是腹腔镜手术，在腹壁打两个5 mm或者一个5 mm、一个3 mm的小洞，使用腹腔镜在直视下对疝环进行结扎。两者的原理完全相同，但途径完全不同。因为小孩子组织娇嫩，腹股沟疝紧贴生殖相关结构，所以无论哪种手术，都要特别精细。

腹腔镜微创手术的优点在于：

第一是创伤小、恢复快。腹腔镜切口小无须缝合、几乎看不到切口还是其次，最重要的是小儿的精索发育尚不成熟又非常细小，开放性手术时的分离过程容易造成损伤，而腹腔镜手术不需分离精索和疝囊，避免了对精索的损伤，术后发生血肿少，对生育影响小；因为创伤小，小儿术后无明显疼痛，恢复很快，一般术后1天即可出院。

第二是腹腔镜的视角在腹腔内，较开放性手术能更好地做到高位结扎，因此疗效好，复发率更低。

第三是表现为单侧疝的小儿，其实有约20%是双侧，只不过另一侧较小不易发现而已。开放性手术无法探查对侧，而腹腔镜能够清楚地看到对侧，避免隐匿疝的遗漏，以及由此带来的二次手术。目前腹腔镜疝囊高位结扎术

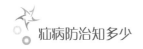

的主要缺点是费用要高于开放性手术。

问题9：孩子手术必须全麻吗？全麻对孩子智力会有影响吗？

婴幼儿完全无自控能力，肯定需要全麻。上小学的孩子虽然有一定的自控力，但是局部麻醉仍可能会让孩子留下痛苦记忆，如果是腹腔镜手术还须要建立气腹，也需要全身麻醉。所以绝大多数手术都要通过全麻实施的。但由于疝囊高位结扎手术简单，手术过程也就是15分钟左右，总的麻醉时间通常不超过半小时，对于其他脏器都健康的小儿的影响是微乎其微的。目前也没有证据认为短时间的全麻对孩子的智力发育会有任何影响，所以请家长们不必过虑，千万不要因为担心麻醉对小朋友的影响而耽误了疾病的治疗。

问题10：小朋友做完手术后多久可以吃东西，可以下床尿尿？什么时候可以出院？

小儿腹股沟疝的手术很小，恢复很快。患儿麻醉完全清醒后就可以下床。主张尽早排尿，避免尿潴留。不必强制让孩子在床上平躺，坐着也无妨。完全清醒后，只要没有恶心呕吐等现象，即可进食。手术当天以较稀的流质或者半流质为主。手术后第二天早晨医生会来查房，没有异常的话下午就可以出院了。

问题11：小朋友做完手术后吃东西、体育锻炼需要注意些什么问题？

通常第二天就可以恢复正常饮食，所以只要不引起便秘的食物都可以吃，不需要忌口或者大补特补，正常即可。完全清醒后就可以下床，不需要让孩子一直留在床上，出院回家后也是如此。孩子生性好动，爬行或者走路都没有影响，但体育锻炼还是要注意的，术后四周可以做些慢跑等轻度活动，避免剧烈运动。术后三个月后就没有任何限制了。

问题12：小儿腹股沟疝能够预防吗？

小儿腹股沟疝的病因是先天发育不全，所以很难从根本上做到预防。主要的预防措施是避免早产，降低低体重儿的发生率。此外，避免婴儿阶段的过度哭吵、咳嗽、便秘等引起腹压持续增高的因素，也有利于降低疝的发生率。

2.10　疝气带，您佩戴正确吗？

　　疝气带应该是治疗腹股沟疝最古老的方法，已有超过1 000年的历史，直到医学发达的今天仍被使用，而且用量不小。有些患者自行使用了疝气带，然而佩戴得并不正确，后续更是发生了一些问题。

　　疝带的治疗原理很简单，就是通过物理压迫，利用疝气带头端的一块硬物压在腹股沟区上，顶住疝出来的洞口位置，阻止腹腔内的肠管掉出来，起到延缓腹股沟疝缺损进一步扩大的作用。所以说疝带头端的硬物一定要压住、压紧洞口方可。但是经常可以看到有些患者像系皮带一样是站着戴的，疝带并没有压紧。这种情况下，疝带头端的硬物并没有真正压住洞口，而是直接压迫在脱出腹腔的肠管上。长此以往会引起肠管的粘连，甚至发生肠梗阻，比不佩戴都糟糕。因此，这里告诉大家正确的佩戴方法（图14）。

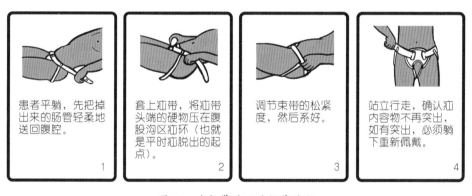

患者平躺，先把掉出来的肠管轻柔地送回腹腔。　1

套上疝带，将疝带头端的硬物压在腹股沟区疝环（也就是平时疝脱出的起点）。　2

调节束带的松紧度，然后系好。　3

站立行走，确认疝内容物不再突出，如有突出，必须躺下重新佩戴。　4

图14　疝气带的正确佩戴流程

　　首要的一点，一定要把疝脱出的肠管完全推回到腹腔后再佩戴。对于站起来肠管就掉下来的患者，应该躺下，先把掉出来的肠管送回腹腔，再把疝带头端的硬物压在腹股沟区，完全戴好再起床站立。佩戴正确的标准是以站立活动时疝块不掉下来为标准。如果起立活动后还是有肠管掉出来的话，一定要躺下重新佩戴，否则是不安全的。晚间睡眠时建议不佩戴，让压迫了一天的局部组织得到放松，白天情况许可也建议放松两三次，否则持续的压迫

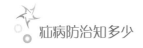

容易导致局部组织缺血和病变。

当然，佩戴疝带总是不舒服的事，对日常生活工作都会有不同程度的影响，治标不治本。长时期的压迫会导致局部腹壁变薄、组织纤维化和腹壁层次的粘连，对今后的手术造成不利影响。最终，疝的缺损扩大到一定程度，疝带就没有用了。因此，疝带只适用于那些不具备手术条件的高龄患者、伴有其他疾病不能耐受手术的患者，以及因其他原因需要时间等待手术的患者。除去以上情况，我们疝外科医生都是不建议佩戴疝带的，毕竟手术是治愈成人疝的唯一有效手段。

2.11 薄如蝉翼，也能强韧无比
——聊聊疝手术修复材料的发展

目前疝的手术方式是采用以"补片"为基础的修补手术。如果说疝是身体上的洞的话，运用补片的手术方式，就好像用"补丁"补衣服，补片就充当着补丁的角色。补片本身非常牢固，它的出现对提高疝手术疗效具有里程碑式的意义，其术后复发率只有以往不用补片手术的1/10左右。因此现代疝外科中，补片的角色十分重要。

但也有一些用了补片的患者，术后出现局部不适、异物感或牵拉感，甚至常有疼痛出现。这些症状的出现部分是与补片有关的。为了达到足够的强度，多数补片实际上过于厚重和致密。厚重和致密导致的结果是局部的瘢痕形成过多。过多的瘢痕一方面导致局部的不适和异物感，另一方面致使腹壁的柔韧性降低，活动时出现牵拉感甚至疼痛，限制了患者的术后活动和运动。可以说是强度有余而韧性不足。

其实多数补片的强度是实际腹壁修补所需强度的3～4倍，随着材料学技术的发展，目前已经有很多又轻又薄的补片问世，医学上我们称之为"轻量型补片"。轻量型补片和普通补片相比，看上去薄如蝉翼、异常柔软，自身强度低于普通补片，但它仍然能达到普通补片的修补效果。这是为什么呢？这里就需要说一下补片修补疝的原理。

修补腹股沟疝的补片多数呈网状结构，除了它本身的强度外，它还能起到支架作用，使人体自身的组织沿着补片支架生长并填充到网状结构中去，形成牢固的保护层。这有点类似造房子时用的钢筋加水泥，起到了1+1＞2的效果。因此"钢筋"足够就行，多了对人体而言就是过多的异物并无益处。轻量型补片具有超过正常人体腹壁的强度，由于它轻薄柔软，因此植入人体后形成的瘢痕量小，不易引起局部不适，多数患者术后没有异物感。同时因为瘢痕减少，最大限度地保持了腹壁的柔韧性，使患者术后的许多活动诸如打拳、跳舞等体育锻炼不会受到影响。所以，别看它薄如蝉翼，其实它既强又韧，是未来疝手术修复材料发展的必然趋势。

2.12 "消失"的补片
——聊聊生物补片在疝领域的应用

医生在与疝患者进行术前谈话的时候，患者经常会问：放进去的补片寿命是多久？医生会说补片是终身的。因为放进去的补片，一般都是不可降解的合成材料，植入人体后最终和机体自身组织紧密地长在一起，只要不发生感染、排异或复发等问题，终身不需要取出。不可降解合成补片修补疝的原理是：在疝的缺损区域形成以补片为核心的牢固的类似瘢痕的纤维组织复合体。牢固度是解决了，但局部组织的弹性有所降低，如果瘢痕组织形成过多的话，患者术后常会有绷紧感或异物感。

那是不是有某种材料，在修补疝缺损后不会成为终身异物残留呢？近年来随着材料学的发展，的确出现了可以被人体完全降解吸收的补片材料。这些材料不是人工合成的，而是来源于人体或动物的组织或器官，经过脱去细胞处理，解除排异性后加工制成的。由于是来自自然界的天然生物材料，因此临床上俗称为生物补片。有人又要问了，既然它被人体完全吸收降解了，补片在身体里消失后，那不是白补了吗？答案是当然不会。生物补片修补疝的原理与合成补片完全不同。生物补片在被人体降解的同时，人体自身的细胞、血管、纤维也会进入到补片的内部，最终把原来的补片完全"替代"了，修补的局部实现了重塑和再生，会形成有强度的机体自身新屏障，而没有任何的异物残留。

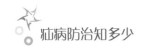

生物补片的前景十分美好，不过目前临床上生物补片的应用仍然远少于合成补片。一方面是因为其价格昂贵，同样大小的生物补片通常价格是普通合成补片的2～3倍；二来是临床应用时间仍然不长，长期疗效还没有一个最终评价。从目前数据看，疝修补后的远期复发率也略高于合成补片。但在有些临床情况下，生物补片的确比合成补片更加适用，甚至是某些状况下的不二选择。

生物补片在临床上最常用于有生育要求的中青年男性腹股沟疝患者，这主要是基于合成补片对生育是否有影响没有定论所导致的。腹股沟疝发生的区域正好是男性精索经过的地方，精索里有与生育密切相关的输精管以及供应睾丸的动静脉。手术中疝囊结构要与精索分离，术后补片又紧贴精索。如果精索结构受到来自手术和材料的严重影响，就有可能引起不育。合成补片由于是终身异物，其炎症反应对精索的影响较大。生物补片不是终身异物，植入后炎症和异物反应会在较短时间内减轻，并随自身降解而消失。因此，生物补片本身对生育不造成影响，所以对有生育要求的男性患者采用生物补片是避免对生育造成不利影响的一种选择。生物补片使用的第二种情况是手术修补的局部存在感染或者污染的情况，这种情况是合成补片使用的禁忌证，而对感染耐受度高的生物补片就成为此类临床情况下的唯一选择。生物补片在外科领域的应用还包括腹壁肿瘤切除后腹壁重建的应用等。

因此，生物补片在临床还是大有用武之地的。随着材料科学的继续发展，通过新材料的寻找和目前材料的改良，未来还有可能研制出克服目前生物补片不足的全新补片。到那时，生物补片的应用面会更广，的确有完全取代合成补片的可能。

2.13　疝手术会影响生孩子吗？

小王今年28岁，5年前发现得了腹股沟疝，由于忙于工作，一直拖着没做手术。如今小王与恋爱多年的女友喜结连理，生儿育女也被提上了议事日程。但有人说疝气对生育有影响，也有人说疝手术可能对生育有影响。那么到底有没有影响，影响多大呢？

首先，腹股沟疝对生育有间接影响，尤其是进入阴囊的大疝气。原因有两条：一是阴囊睾丸的正常温度是35℃，腹腔内的正常温度是37~37.5℃，疝的内容物来自腹腔，较大进入阴囊的疝内容物会导致阴囊温度的上升；二是较大的疝气容易引起精索静脉曲张，影响睾丸的血供。因此，腹股沟疝对生育是有影响的，而且疝气越大影响越大。此外年轻人的腹股沟疝由于疝环较小，还是有可能发生急性并发症——嵌顿。因此，年轻男性患有诊断明确的腹股沟疝还是应该尽早进行手术治疗。

关于疝手术对生育是否有影响，相对第一个问题要复杂些，目前还不能说有百分之百的定论。

一方面，腹股沟疝手术时需要将疝囊与精索分开，这一操作对精索会有一定创伤，这一点只要是做手术就无法完全避免，避免手术创伤主要取决于医生的精细操作。

另一方面，是手术修补材料对精索的可能影响。目前腹股沟疝的修补方法是使用补片进行的无张力修补。补片有两种：合成补片和生物补片，临床绝大部分使用的是前者，合成补片对生育的影响是有争论的，动物实验认为有一定影响，因为发现补片的炎症刺激会对输精管有影响，甚至引起闭塞。但人体临床研究的结果认为合成补片对生育没有显著影响。如果还是担心的话，现在还有非合成的、自然来源的生物补片，不会与精索形成粘连。但是从修补牢度来说可能比不上合成补片。因此对于尚未生育或考虑要再生育的男性患者，疝专科医生会与患者商议，权衡利弊后做出选择。手术方式上建议采用腹腔镜，可以比开放性手术减小对精索的损伤，从而进一步降低对生育的影响。

知识点

疝手术对性生活有影响吗？

疝手术通常不会涉及性生活相关的前列腺、精囊以及控制射精的神经。但是术后短期腹股沟区会有局部不适，较为激烈的性生活会引起局部不适甚至疼痛，反过来影响性生活质量和心理，所以术后短期内性生活要量力而行。

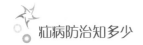

2.14 腹股沟疝与女性生育的关系

腹股沟疝是人类的最常见疾病之一，尽管男女的发病比例是12∶1，但由于患者基数很大，因此女性腹股沟疝也并不少见。

总体而言，女性腹股沟疝及其手术对女性生育的影响要小于男性，因为男性与生育有关的精索、睾丸都是疝及其手术会涉及的区域，而女性与生育相关的主要器官，如子宫、输卵管、卵巢等都在腹腔里，一般不会涉及疝的发生和手术区域。但是女性，主要是育龄女性，有一个怀孕的问题，所以这里重点讨论一下。

最常见的情况就是育龄女性，已婚，准备怀孕，同时也是腹股沟疝的患者，想到疝气可能会对分娩造成影响，会问医生：是否要先做手术再怀孕？还是产后再做手术？如果需要尽早手术，需要休养多长时间才能怀孕？有了疝是否还能顺产？等等。首先，这里的确有一个治疗先后的矛盾。理论上先手术再怀孕的话由于怀孕时腹部变大、腹内压增高会稍微增加今后疝的复发率；而先怀孕再手术的话由于怀孕时腹压增大可以引起疝的发展增大。如果在怀孕早期和后期进行疝的手术是有可能导致流产和早产的，同时术中术后的药物也容易对胎儿产生影响。那怎么选择比较好呢？疝专科医生的建议：对于疝气较小、症状不重（每个月只出现两三次，疝突出后没有疼痛不适的）、嵌顿概率较低（疝脱出后比较容易退回去）的患者通常是建议先怀孕，待产后一年再手术；反之，如疝气较大、症状明显，或者对疝的存在十分焦虑的患者，还是建议先手术修补，然后在手术1个月以后怀孕。疝的存在通常并不影响顺产，当然对于疝比较大的患者还是要考虑剖宫产。当然目前疝的手术十分成熟，同时二胎政策放开以及高龄产妇的增多，即使疝不严重，也可以尽早手术避免后顾之忧，以目前的手术技术疝修补术后因怀孕导致的疝复发概率是极低的。

第二个与生育有关的问题是手术医生必须考虑的，就是子宫圆韧带的保护。子宫圆韧带两侧都有，位置对称，其作用是固定子宫位置，而女性的斜疝疝囊与子宫圆韧带紧贴，如果术中误切的话会导致子宫位置的偏斜，现在虽没有定论会影响生育，但可能会对受孕和怀孕子宫增大后的位置产生影响。因此，对育龄女性一律要保护好子宫圆韧带。

此外，还有些少见的情况也会影响生育。通常，掉到疝囊里的是腹腔里的肠管，但偶尔也会是卵巢甚至子宫。卵巢是生产女性生殖细胞——卵子的器官，如果年幼时就掉进去，当然会影响卵巢发育。同时卵巢的位置变了，离输卵管、子宫远了，自然排卵后卵子找到输卵管进入子宫的概率就降低，因此就影响了患者的生育。子宫掉出来当然更少见，多数是畸形的小子宫，但是临床上确实有这样的病例。

看了以上文字，不会觉得女性腹股沟疝与生育无关了吧，当然这对于有经验的疝外科医生而言，并不是难事。

2.15　二孩了，要当爸爸妈妈的该如何对付小肠气

喜迎金猴，二孩政策落地。二孩政策放开意味着有生育要求的男性无论从年龄段和人数上都大量增加，女性尽管年龄段上会受到生理限制，但人数上一定会激增。那么患有腹股沟疝的要当爸爸妈妈的患者该如何对付小肠气呢？前面两篇文章所写的建议是否需要改变？实际上，原则不变，但有些具体建议需要做修改和说明。

男性的腹股沟管相对女性较粗，成年后发生腹股沟疝多有症状，因此对于要当爸爸的总原则还是发现后尽早手术，无论有没有一宝。对于马上就希望爱人怀孕、疝症状不重的，当然过几个月等爱人怀孕后再手术也无妨。但是如果现在没有孩子又打算要二孩的，建议还是尽早做吧，毕竟要拖到两个孩子都有了再手术需要三五年的时间，多半是等不及的。补片的选择方面预计生物补片的使用会有所增多，毕竟今后生育要求比

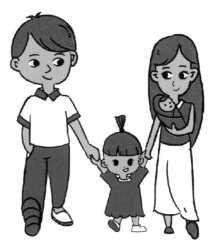

二孩家庭

原先是多了。

　　对于只考虑要一个孩子的妈妈，先怀孕还是先生孩子，前面已经解释清楚了。但对于还没孩子又打算要两个的，我个人的建议有些改变，确诊了腹股沟疝还是在怀孕前做手术吧，毕竟两次妊娠的过程都会使疝扩大，多一次怀孕会增加疝出现并发症的风险，同时由于顺产会增加腹压，因此也增加了剖宫产的概率，所以还是尽早做。对于已经生过一个，怀孕过程中疝的症状不重、正常顺产的，等待二孩时间不长的，也可以等生了二宝再做手术；但是如果第一次怀孕时疝的症状明显、影响孕妇活动的，或者因为疝的原因第一次做了剖宫产的，还是建议在要二宝前手术吧。

　　上面的文字稍有点拗口，但句句中肯，准备要二孩的爸爸妈妈们可以对号入座啊。

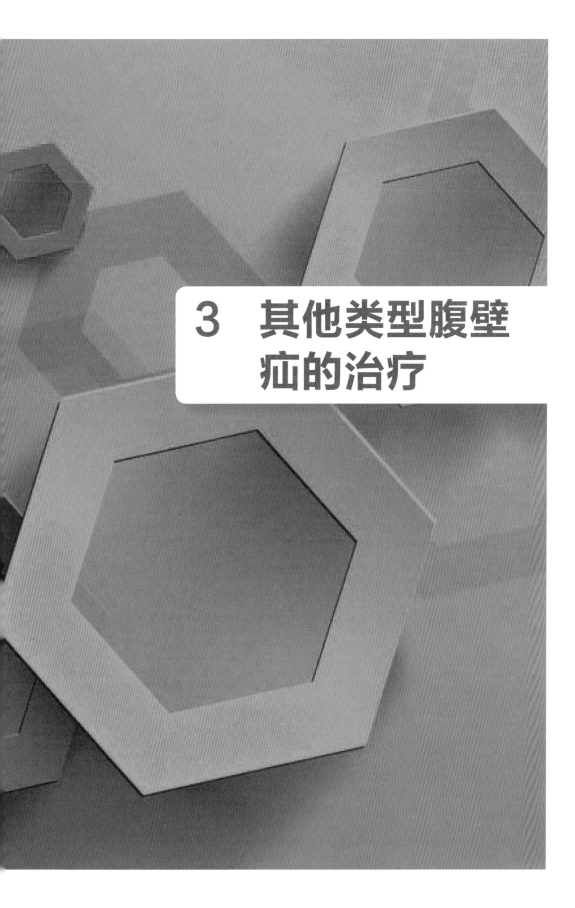

3 其他类型腹壁疝的治疗

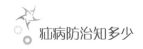

3.1 重视切口疝，微创治疗解决切口疝

张大爷最近苦恼不已，因为肚皮上长了一个皮球大小的包块。原来老先生5年前因胆囊结石做了胆囊切除手术，术后恢复倒也挺顺利，只是切口下端有感染，经过医生的换药，1个月就恢复了。半年后，老先生洗澡时无意间摸到手术瘢痕的下端有个凸出的包块，核桃大小，软软的，不痛不痒，一按压就缩回去了，就没当回事；另外儿女也忙，张大爷怕给他们添麻烦也就没说。可是那个不争气的包块越来越大，张大爷的儿女闻讯后马上带他就医，经医生检查，诊断为巨大的腹壁切口疝，需要住院手术。张大爷住院后，医生采用了先进的手术方案，通过腹腔镜用一块人工材料（医生称为补片）作了切口疝的修补，老先生原先想腹壁上这么大一个洞，手术后肯定半条命没了，结果出乎意料，只是腹壁上打了3个小洞，术后恢复十分顺利，开完刀1周就出院了。没了肚子上那个大包，张大爷感觉浑身轻松自在。

这个故事里我们听到了一个新名词"切口疝"。那么什么是切口疝呢？其实它是"疝气"的一种，是因手术后切口愈合不良，加上腹腔内的压力增高（如慢性咳嗽、便秘等），腹壁上形成一个缺口，导致腹腔内的小肠等脏器通过这个缺口向外突出，俗称"刀口疝"（图15）。近年来随着医疗技术的发展和人口平均寿命的延长，老年甚至高龄患者的手术越来越多，导致切口疝的发生也呈现上升趋势。从男女比例来看，由于女性的腹壁肌肉强度低于男性，因此与腹股沟疝的发病情况正好相反，切口疝在女性更为常见。

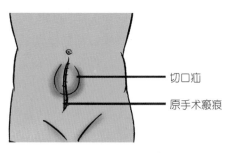

切口疝

原手术瘢痕

图15 切口疝示意图

那么切口疝有哪些症状呢? 最常见的是切口处有包块出现, 通常用力时 (如咳嗽、大便等) 明显, 平卧后缩小或消失。早期包块很小, 但增大往往非常快, 就好比防洪堤上一旦有一个裂缝, 很快整个堤坝就会被冲垮一样。许多患者就诊时包块已像皮球大小, 腹部如同孕妇一般。可伴有食欲减退、便秘、腹部隐痛等。病程长的, 疝块内的脏器往往不能完全回到腹腔, 部分甚至引起肠梗阻, 患者会出现恶心呕吐、腹痛腹胀、停止排便排气等, 此时就会有生命危险 (表5)。

表5　切口疝的临床表现

	早　　期	后　　期
外观	小包块	巨大包块
消化功能	消化功能正常	食欲减退、恶心、便秘、腹痛
心肺功能	无影响	严重影响心肺功能
肠梗阻与嵌顿	很少发生	易发生

因为切口疝患者原先多做过比较大的腹部手术, 因此患者普遍惧怕再次手术, 同时这些老年患者往往伴有其他内科疾病而延误了治疗。临床上也经常遇见一直到形成巨大切口疝, 严重影响生活或出现心肺功能紊乱、嵌顿等并发症才来求治的情况。不愿意手术的原因是许多患者觉得原先的手术创伤已经很大了, 再次在腹壁上开个口子, 身体更加难以承受。其实这是一种误解, 目前切口疝的首选治疗方式并非再划一个大口子的开放性手术, 而是腹腔镜微创补片修补手术 (图16)。

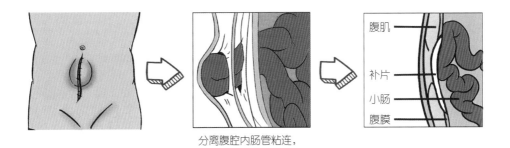

分离腹腔内肠管粘连,
将突出的肠管放回腹腔。

腹肌
补片
小肠
腹膜

图16　腹腔镜切口疝修补手术的流程

那什么是切口疝腹腔镜微创补片修补术呢？那得先从以前的方法说起，以前的手术是在原来切开的位置再切开，然后将切口缺损边缘组织直接强行缝合起来，由于缝合时张力较大，又没有额外保护，所以一方面创伤大，另一方面术后复发率高达50%。近年来补片手术的开展使切口疝的疗效有了巨大改观，补片就好比补丁在局部起了加固作用，因此复发率大大降低。采用腹腔镜的微创技术，避免了开放性手术在原手术切口上的"雪上加霜"，只需在腹壁上打3～4个孔就能解决问题，因此术后疼痛少，恢复快，做过腹腔镜微创手术的患者普遍感觉较前一次手术恢复快了很多（表6）。

表6　开放性手术与微创手术的区别

	既往开放性手术	微创手术
切口位置	原切口	远离原切口
切口大小	1个大切口	3～5个小孔
缺损处理	强行缝合	打补丁加强修补
切口张力	高	低
疼痛程度	高	低
复发率	高	低

张大爷的切口疝是顺利治愈了，但需要指出的是：切口疝，尤其是巨大切口疝，仍然不是一个小病。切口疝形成后，腹腔内的脏器离开了原来的位置，腹腔压力明显降低，机体习惯了低压力，一旦手术后脏器重新回到腹腔，增加的腹腔内压力可能会引起心肺功能紊乱，因此有较大的手术风险。切口疝是没有自愈可能的。因此，一旦确诊为切口疝就应当尽早手术治疗，如果距前一次手术超过半年，只要身体情况允许，还是应当尽早接受手术治疗，拖延治疗只能是增加手术难度和风险，得不偿失。

3.2　切口疝的"杂交"手术

看到"杂交"一词，大家肯定首先会想到农作物，如杂交水稻、杂交玉米等。怎么手术方式里也会有"杂交"？的确有，其实这是外科医生借用了杂交这一概念来形象地比喻我们的外科手术。在切口疝治疗中，所谓的"杂交"就是指腹腔镜操作和开放性操作结合的手术方式。

有人会问，腹腔镜就是打洞做手术，开放就是切开肚子做，本来是两回事，怎么能混在一起？在临床实践中，这是可行的，有时甚至是必需的。要讨论这个问题，我们得从切口疝腹腔镜和开放性手术的各自优缺点谈起。

在没有腹腔镜以前，切口疝的手术都是开放做的，缺损有多大，手术的切口就有多大，所以切口大、创伤大；同时从医生角度来讲，要通过开放切口放置补片是不难，但要把补片固定得很平整却不容易。因为我们不可能把脑袋伸进患者的肚子，只能估测大致的固定位置然后用线去悬吊固定补片。这就好比我们把手通过一个开口伸进一个箱子、去反方向找螺丝孔固定螺栓一般困难。有了腹腔镜以后，更多的外科医生爱上了腹腔镜下的修补方式。一方面是因为没有切口，只有几个小洞，创伤大大减少，患者家属都喜欢。另外一个原因就是对于手术医生而言，补片的固定在腹腔镜下变得更加容易。就好比木匠师傅在房间里补一个天花板上的洞一般，所有的操作都是在完全直视下完成，只要把补片摊开，然后从下往上打上钉子即可，既快又方便。所以只要是腹腔镜成熟的医院，对于切口疝都会把腹腔镜作为首选。但并不是所有的切口疝都能在腹腔镜下顺利完成，最常见的原因还是腹腔内粘连分离的问题，因为如果不把肠管与腹壁的粘连分离彻底，补片将无法完全平整铺开。我们知道切口疝都是发生在腹部其他手术之后的，因此腹腔里或多或少都会有粘连，有时候粘连甚至会很严重。而严重致密粘连的分离是腹腔镜操作的短板，不像开放性手术时我们可以有手指的触觉去感受、触摸肠管并起到牵拉的作用。因此就有聪明的疝外科医生想到了腹腔镜和开放结合的方法去完成切口疝修补手术，也就是当发觉粘连严重时，先做一个比纯粹开放性手术小得多的切口分离粘连，然后关闭小切口再回到腹腔镜下固定补片修补缺损。这样既利用了开放性手术容易分离粘连的好处，又拥有了腹腔镜创伤小、固定补片方便的优势，克服了各自的缺点，取长补短。这就好比水稻育种时，既取了品种甲产量高的优点、又利用了品种乙生长快的优势一样，所以也称结合了腹腔镜和开放性手术的切口疝修补手术为"杂交"手术。

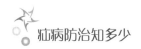
> 选择杂交手术的原因：腹腔内粘连严重，腹腔镜下难以分离。

当然对于大部分的切口疝患者，我们能够完全在腹腔镜下完成切口疝的微创修补手术；而对于一些复杂困难病例，"杂交"手术则是安全、理想，甚至是必需的选择。

3.3 肚脐眼上的"小软蛋"，你注意到了吗？

在自己从事医学这个行业之前，一直以为"脐疝"这玩意儿是刚出生的婴儿特有的东西，软软的，在肚脐眼上，像个会变形的"小软壳蛋"，随着孩子的哭吵变大或变小。做了医生之后，才发现原来很多上了年纪的中老年妇女，因为生育和肥胖的缘故，腹壁变得薄弱，在肚脐眼附近会有一个小包突起，慢慢增大，这就是临床上所说的脐疝（图17）。

从医学上定义，"脐疝"是指自脐环处突出的疝，临床表现为站立、咳嗽和用力时脐部有圆形疝块突出，平卧时消失。临床上分为小儿脐疝和成人脐疝两种。前者较后者多见。小儿脐疝多在出生脐带脱落后出现，是因为脐环关闭不完全所致；成人脐疝多见于腹壁薄弱的肥胖者、中老年和经产妇，亦

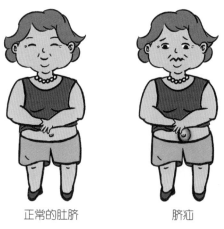

正常的肚脐　　　　　　　脐疝

图 17　正常的肚脐与脐疝对比

见于有腹内压力增高的慢性疾患者，比如肝硬化腹水患者。

随着小儿的生长发育，小儿脐疝多能在2岁以内自行痊愈，因此2岁以内的婴幼儿是不用手术的，但如果2岁以后脐疝还不消失或缩小，就需要进行手术治疗。成人的脐疝则不同，是不可能自愈的（表7）。

表7 小儿与成人脐疝的区别

	小 儿 脐 疝	成 人 脐 疝
发病原因	脐环关闭不全	腹壁薄弱，腹内压力高（妊娠、肥胖、腹水等）
病情发展	有自愈的可能	逐渐增大
治疗原则	2岁以内保守治疗 2岁以上手术治疗	手术治疗
手术方案	缝合修补	开放或者腹腔镜补片修补

但笔者临床上遇到的中老年脐疝患者，很多都不重视。分析一下不重视的原因有如下几点。

第一，脐疝比较小，不痛不痒，所以很多人都不当回事。

第二，对于脐疝的认识不够，认为脐疝是无关轻重的小病。

第三，有些人把脐疝当回事，但是就诊之后发现脐疝要通过手术治疗，而且很多情况下要切除脐孔，因为畏惧手术或者不能接受切除脐孔的治疗方法，所以不愿手术。

但事实上，因为成人脐疝的疝环边缘较坚韧，弹性小，不易扩张，容易发生脐疝的内容物突出后回不去的情况，也就是医学上所说的嵌顿。这时它可不再是"软壳蛋"了，表现为肿块突然增大，剧烈疼痛，以后可引起肠梗阻、肠坏死，严重时甚至危及生命。想象一下，平时脐疝的内容物（肠子或者大网膜）一旦被小小的脐环卡住，缺血变黑坏死，后果不堪想象，所以成年人一旦出现脐疝，应尽早手术。

那么脐疝的手术应该怎么做呢？

小小"软壳蛋"，可以引发大问题，希望大家重视起来，古语有云"亡羊补牢"，那如果能在"笼舍"发现漏洞时，也就是在"羊"未"亡"之前，先将"牢""补"好，何乐而不为呢？

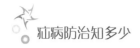

知识点

是不是真的像很多人说的，手术之后连肚脐眼都没有了呢？

过去的手术方式的确如此，手术在修补的同时将脐孔一并切除，这也是较多患者不愿手术的原因之一。目前我们多采用保留脐孔的修补手术，开放性手术时围绕脐孔作弧形切口，手术中注意避免损伤脐蒂，保留脐孔的血供，减少了术后脐孔缺血坏死等并发症的产生，可以完好保留脐孔；腹腔镜手术时选择打洞的位置在侧腹壁，根本不需要碰脐孔，因此更好地保护了脐孔。保留脐孔的手术得到了众多患者的好评，患者更易接受。手术也会应用补片，从而避免了复发。

3.4 造口疝的微创治疗

钱大伯6年前因为直肠癌做了根治手术，手术很成功，五年的观察期也过去了，复查的结果没有转移复发，医生告诉钱大伯直肠癌已经完全治愈了。唯一的遗憾就是当时由于直肠肿瘤的位置太低，肛门没保住，在腹壁上做了永久性的人工肛门。治愈的喜悦没持续多久，钱大伯发愁的事又来了，这一年多，从人工肛门的旁边鼓出来一个软软的包，原本的造口变得很难看，而且越来越大。以前大便出来很畅快，近两个月大便出来也变得困难了。钱大伯去了医院，医生经过检查告诉大伯这是"造口疝"，需要手术治疗。

什么是"造口疝"呢？其实这是一种比较特殊的切口疝，它是在直肠或结肠手术后的人工肛门——即造口位置，由于局部腹壁薄弱以及腹腔压力增高等导致腹腔内的肠管也从造口旁的间隙突出到皮下所造成的。由于突出的肠管都是从造口旁突出的，所以医学上也称"造口旁疝"（图18）。此外，膀胱癌膀胱全部切除后回肠代替膀胱的造口也可以有相同的情况发生。钱老伯的症状是造口疝比较典型的临床表现，早期仅影响美观，以后会影响造口的

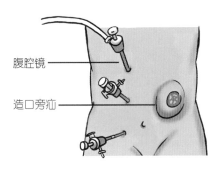
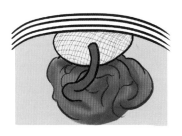

腹腔镜

造口旁疝

图18　腹腔镜放置补片修补造口旁疝

排便功能，严重者甚至会导致肠梗阻、肠坏死。

造口疝的发生率其实不低，至少有10%以上的造口患者会出现造口疝，对有症状或疝较大的患者，唯一有效方法就是通过手术修补缺损。由于造口出来的都是脏东西，同时造口本身就是一个相对薄弱位置，因此造口疝的修补是疝手术中比较难做的。钱大伯一听要手术便晕了，上次直肠癌手术可是大伤元气，直到手术后一年才基本恢复，现在年龄又大了6岁，已经是八十有一，再来一刀怕是下不了手术台了。医生笑着对大伯说，以往的开放性手术的确创伤大，有时候还需要做新的造口。但现在腹腔镜微创技术已经很成熟了，腹腔镜微创手术已经成为造口疝治疗的首选方式，钱老伯的情况完全可以用腹腔镜手术完成。手术只是在腹壁上打3～4个5～10 mm的小孔，先把突出的肠管分离出来放回腹腔，然后再对缺损进行修补，重建造口并重塑造口外形。同时随着材料科学的发展，现在还有与造口肠管和周围腹壁形状一致的特殊补片对缺损的腹壁进行修补，所以疗效也大为改善。

钱老伯顺利地完成了微创手术，术后不到1周就顺利出院了。原来的包没有了，腹壁形态恢复了，大便也通畅了。但需要指出的是，有些畏惧手术的造口疝患者，往往直到造口疝很大并出现肠梗阻等并发症才来就医，这不但会影响治疗效果而且也导致了更大的手术风险，得不偿失。因此造口疝一旦产生，还是应当及时找疝外科医生来决定进一步的治疗方案。

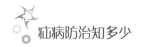
3.5 腰怎么会一边粗?
——腰疝

赵阿婆今年75岁,身体硬朗。一天洗澡时无意中发现右侧腰部有个鸭蛋大小软软的块,不疼不痒。洗完澡躺在床上让老伴摸,老伴却说啥都没有,大概是现在胖了,摸到的是脂肪吧。赵阿婆觉得不可能,但自己一时也摸不到。但赵阿婆还是惦记着这个事,过了几天站着的时候再一摸,肿块又出现了,这次坐着让老伴摸,肿块没有逃掉,有4～5 cm大小。赵阿婆心想这是脂肪瘤还是其他什么瘤子,居然还和自己捉迷藏。带着疑惑,赵阿婆去了医院外科。医生做了体格检查,开了CT检查单,报告出来后医生告诉阿婆,她得的病是腰疝。

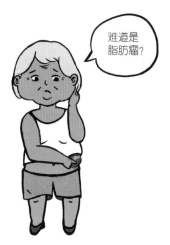

难道是脂肪瘤?

腰一边粗可能是腰疝

赵阿婆听说疝气就是小肠气,有长在腹股沟的,有长在肚脐上的,怎么这腰里也会生疝气。医生做了耐心地解释,人的肌肉的走行方向是不一致的,在侧腰部,肌肉是斜向的,在腰部正好形成一个三角形的样子,中间就是一个相对薄弱的区域,医学上称为腰三角。有些人的肌肉间距偏大,如果同时这一薄弱区域的筋膜强度减弱的话,就可能形成腰疝。腰疝在临床上并不常见,主要见于个别的中老年体型较胖的女性,因此也很容易误诊为脂肪瘤。

腰疝发生后,需要进行手术治疗,局部薄弱的区域需要用一块补片进行加强。赵阿婆顺利地完成了手术,很快康复了。这个例子提醒大家,如果腰变粗是不对称的,是一边粗,可要小心腰疝哦!

3.6 腹壁上的小疙瘩居然不是脂肪瘤
——白线疝

徐大叔洗澡时无意中摸到在上腹部正中线位置有个软软的小疙瘩,花生米大小，不疼不痒。徐大叔记得十多年前背上也有个小疙瘩，做了个门诊小手术，手术后医生告诉自己是脂肪瘤，良性的，开了就没事了。这次摸到的疙瘩感觉和上次差不多，估摸着还是脂肪瘤，徐大叔想这小病没事，预约个门诊手术开了就是啦。

徐大叔来到了门诊，外科医生摸了一下，也没说什么，开了个B超让徐大叔做。做完B超医生看了报告，告诉徐大叔这个情况需要住院动手术。徐大叔老不高兴的，就一个脂肪瘤，门诊做不就完了嘛，住什么医院，肯定是这个医生诓我。医生一眼就看出了大叔的心情，笑着跟他说：这次你得的并非是上一次的脂肪瘤，而是一种叫白线疝的病，也是小肠气的一个种类。徐大叔知道小肠气这种病，他舅舅就得过也做了手术，但舅舅那时说小肠气是下三路的毛病，自己身强体壮，下面也好好的，为什么自己会在胃的位置生小肠气呢？

医生给徐大叔做了耐心的解释，他舅舅得的是小肠气中最常见的种类——腹股沟疝，而白线疝临床上并不多见。大家都看到过健美运动员肚子上的八块腹肌，两侧腹肌的当中也就是腹部中线的位置并不是肌肉而是一条肌腱样的组织，解剖上称为腹白线。正常情况下腹白线很致密，除了在肚脐的地方变宽外，腹白线上面应该是没有孔洞和缝隙的。但有个别人，白线在发育生长过程中，在某个位置发生了薄弱或缺损，就会形成白线疝（图19）。多数疝形成后掉出来的东西是从肚子里的小肠，因此疝有"小肠气"的俗称。而白线疝的缺损多数很小，肠管跑不出来，只是白线后方腹膜前方的腹膜外脂肪从疝洞里钻出来，因此摸上去的感觉跟脂肪瘤常常区别不大。如果医生检查不仔细或经验不足，没有做B超进一步检查的话也容易误诊为脂肪瘤，

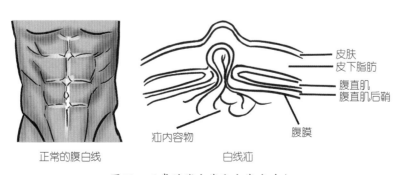

正常的腹白线　　　　　　　　白线疝

图19　正常的腹白线和白线疝对比

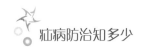

只有当手术进去的时候才发现脂肪团下方的白线上有一个缺损存在，如果没发现缺损只切了脂肪那不久后疝又会突出来。

听了医生的细致解释徐大叔才恍然大悟，原来是碰到了一个有经验的好医生。医生告诉他白线疝在疝病中算是个小病，对疝与腹壁外科医生来说也只是个小手术，找到缺损进行修补即可治愈。徐大叔很快就入院做了手术，手术后两天就顺利出院了。徐大叔心想，以后身体有了问题还是该尽早看医生，腹壁上的小疙瘩并不一定就是脂肪瘤，绝大部分情况并不是自己觉得是什么病就是什么病的，还是让专业的医生判断才是。

3.7　什么是盆底疝？

盆底疝这个疾病，不要说很多患者对它陌生，即便是很多医务人员也对它不是很熟悉。大家都知道，我们的腹腔有点像圆筒，后半边是背部，前半边是腹部，顶部是隔断胸腔和腹腔的横膈，底部就是盆底。这四个部位里背部最硬、最强壮，所以疝最少；肚皮最软，所以绝大多数的疝位于前腹壁；顶部也可以有膈疝、食管裂孔疝，也不是很多；底部有骨盆和众多的肌群存在，所以疝的发生率也远低于腹壁疝，略高于背部排行第三。

盆底疝的主要病因？

有两个因素很大程度增加了这个概率。一是直立行走，人类进化后变成直立动物，这无疑使盆底承受了更大压力。二是女性生育，女性盆底本来就比男性宽大，加上孩子偏大或者多次生育等因素，盆底的整体或局部就可能出现问题，出现盆底骨头缝隙或肌肉上的薄弱孔洞，这时盆底疝就形成了。绝大部分的盆底疝患者是老年女性也是这个道理。缺损形成后，腹腔里的肠管等内脏就可能通过缺损突出去，最终导致症状的产生。

盆底疝的种类？

根据缺损位置的不同又可以分为坐骨孔疝、闭孔疝、会阴疝、盆底腹膜疝等。由于临床比较少见，很多患者症状不典型，而且检查困难，所以医生也有可能不能及时做出正确诊断。但近年来随着人口的老龄化，以及盆腔手术的增多，临床上盆底疝的发病率有上升趋势。因此专科医生也开始逐步重视这一疾病。

盆底疝有什么表现？

由于突出位置的差异，盆底疝的临床表现比较多变，主要是肿块和疼痛两方面，比如会阴疝和坐骨大孔疝的主要表现是会阴部和坐骨旁，在站立甚至是蹲位时出现肿块，伴有或不伴有盆底的疼痛。但有些盆底疝的肿块是在体表是摸不到的，首要表现可能就是肠管嵌顿导致的肠梗阻。盆底也是许多神经通过的地方，有些盆底疝会有神经压迫症状，比如坐骨孔疝可能会有坐骨神经痛，闭孔疝的疼痛会沿大腿内侧向下放射，大腿伸展、内收或内旋时加剧等。所以说盆底疝的临床表现相对多变。

盆底疝怎么诊断？

正是由于盆底疝的症状相对多变，因此盆底疝的诊断并不像腹股沟疝等其他腹外疝那么容易，体格检查能够诊断部分盆底疝，但不是全部。比如患者蹲位时触摸到的会阴部和坐骨旁突出肿块可能是会阴疝和坐骨孔疝。有些患者是需要医生通过肛指检查才能感受到肿块，比如闭孔疝的患者可能会在直肠指检时触及包块。有些老年女性不明原因肠梗阻也要当心是不是闭孔疝。盆底疝最可靠的术前诊断方法还是CT，大部分患者可以发现缺损的孔洞。近年来随着腹腔镜技术的广泛应用，以往很多难以确诊的盆底疝都被发现。腹腔镜既可作为探查的手段，更是有效的手术方式。

盆底疝怎么治疗？

和其他类型的疝一样，盆底疝是不可能自愈的。早期症状不明显的时候可以随访观察，避免腹压增高。但是如果到了要真正要治疗的地步，肯定还是要求助于外科医生了。根据不同位置的盆底疝，可以采用开放或腹腔镜的方法进行手术修补。另外有一点医生和患者都需要重视，部分盆底疝的患者同时伴有不同程度的盆底脏器脱垂，我们要注意鉴别其中的区别，有些中重度的盆底脏器脱垂也是需要同时手术治疗的。

3.8　生完孩子收不回去的肚子
——产伤性腹直肌分离症

董小姐两年前生了第二个孩子，儿女双全，全家人满心欢喜。但产后董

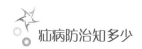

小姐一直为自己的大肚子烦恼不已。生大女儿时，肚子恢复得蛮好，在产后八九个月就收回去了，基本接近产前。但生下二宝后肚子却始终松松的，怎么也收不回去，还有往前突的表现。尽管自己产后半年起就开始做仰卧起坐等健身锻炼，但毫无效果，肚皮中央位置突出，尤其是肚脐突得更厉害。董小姐在一家医院的普外科看了病，医生觉得是脐疝，可以观察或手术。董小姐带着疑惑来到了某医院的疝与腹壁专科，经检查，医生告诉她，她的情况主要不是脐疝，而是产伤性腹直肌分离症（图20）。

董小姐从来没有听说过这个病，医生跟她进行了耐心地解释。原来我们腹壁中央区域是纵向的腹直肌，也就是我们看到健美人士的八块肌肉。左右腹直肌之间是前腹壁的中线，医学上称之为"腹白线"。腹白线在正常人身上的宽度通常不超过1.5 cm，脐孔位置略增宽。女性怀孕的时候，腹部隆起，腹白线也会相应增宽，腹直肌略向外侧偏离。但等到生产后，就会像弹簧去除外力作用后恢复正常。通常产后半年到一年腹白线的宽度就会恢复到产前水平，腹直肌也回到原来的位置。但如果因为孩子过大、羊水过多、多次妊娠等因素，同时腹白线的强度又不够时，就会出现弹簧拉过头恢复不了情况，腹白线松弛变宽达到3～4 cm以上，相应地腹直肌就向两边分离。由于腹部的中央区域强度已经不足以承受腹腔内的压力，就会出现类似疝的表现，站立和用力时肚子里的肠管向外突出导致局部隆起。就像董小姐那样肚皮大了

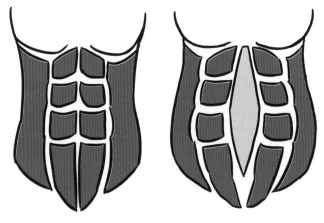

图20　产后腹直肌分离

再也收不回去了。

如果是在产后半年左右早期发现，同时分离程度不大的话，通过一些特殊的锻炼方法，有部分患者还是有可能恢复的。但真正意识到自身病因的产妇很少，往往自行采用仰卧起坐等不正确的锻炼方法。仰卧起坐虽可以锻炼腹直肌，但并不能使腹直肌靠拢，锻炼时增加的腹压甚至会使白线更加薄弱，这也就是董小姐锻炼无效的原因。如果到产后一年、最晚两年，通过正确锻炼，分离的腹直肌仍不能靠拢，那接下来就只有通过外科手术来解决了。

有人害怕手术，觉得不就是肚子大点、样子难看点，不做手术也没什么关系。其实这种观点是错误的，这是因为人体中充满了各种平衡，我们的腹部和背部力量就是一种平衡。一旦腹白线变宽、腹直肌分离，腹壁的力量就会减弱，背部力量相对变强，就会把腹部的薄弱进一步往两边拉，这样腹直肌分离得更远，腹部的缺损就会越来越大。由于产妇多为中青年，早期病情的发展多比较慢，但随着年龄增长，到某一阶段这种变化会突然加速，造成治疗上的困难，因此如果到了产后两年还不能恢复还是建议尽早手术治疗。

手术的主要目的是让腹白线变窄，两侧分离的腹直肌靠拢，从而恢复腹壁的正常结构和功能。传统的手术是做一个中线的纵向切口，伤口长、创伤大。现在有了腹腔镜的微创手术，我们只要通过侧腹壁的三个小洞就能完成手术，创伤小，术后恢复快。董小姐顺利地完成了腹腔镜微创手术，生完孩子收不回去的肚子终于缩回去了。

因此，如果您在产后出现肚子缩不回去，仰卧起坐时腹部中央出现凹陷的沟时，就一定要警惕"产伤性腹直肌分离症"！

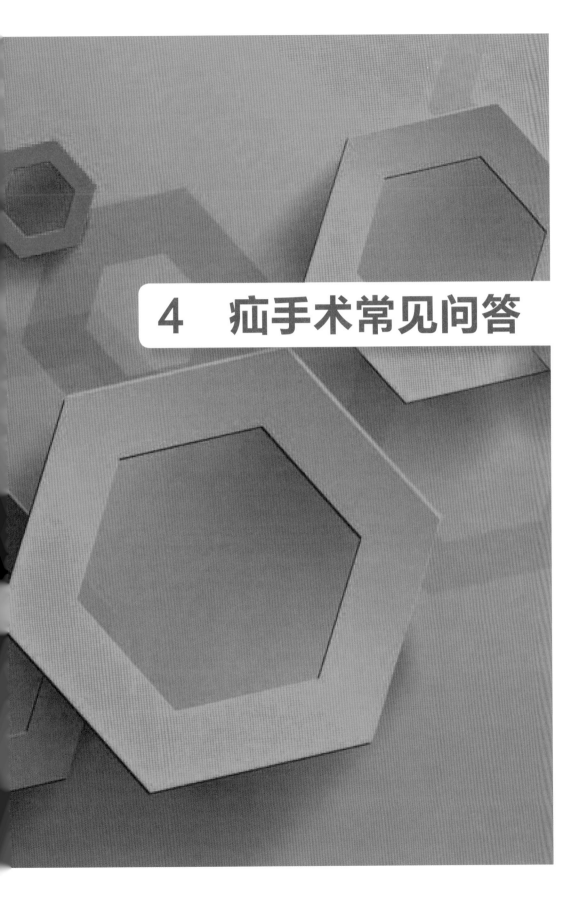

4 疝手术常见问答

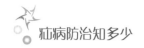

4.1　糖尿病患者可以做疝气手术吗？

患者提问：我今年70岁，糖尿病有十几年了，近期发现腹股沟疝，可以做疝气手术吗？

汤睿医生回答：糖尿病和腹股沟疝都是人类的常见疾病，同时伴有糖尿病的腹股沟疝患者十分常见。腹股沟疝的手术通常不大，因此没有道理说有了糖尿病就不能做疝气手术。

但是糖尿病患者通常免疫力较差，很多相关的手术风险，尤其是感染风险会增加，对疝的手术也是如此。而且疝的手术都会置入补片材料，术后异物存在也会增加感染概率。因此对于糖尿病患者的围术期处理是必须要做好的。首先术前要控制好血糖，空腹血糖控制在 9 mmol/L 以内。口服药物控制不好的患者要改用胰岛素，术后也要做好血糖监测。手术操作应当尽可能轻柔，减少创伤和出血，尽可能缩短手术时间。如没有禁忌，尽可能选择腹腔镜手术，因为腹腔镜手术的感染风险远低于开放性手术。同时，预防性抗生素也是需要使用的。

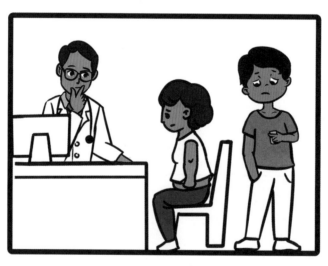

腹壁外科排队问诊

注意事项：术前——继续控制血糖，或改用胰岛素
　　　　　术中——操作轻柔、严格止血、缩短时间、腹腔镜微创
　　　　　术后——加强血糖监测

4.2　心脏病患者吃抗凝药物能做疝气手术吗？

患者提问：您好，我患冠心病二十年了，装过支架，常年吃抗凝药，现在得了小肠气，听说吃抗凝药容易出血，可以做疝气手术吗？

汤睿医生回答：这是一个很好的问题，现在很多心脏病患者是常年吃抗凝药物的，绝大多数还是可以做疝的手术的，但手术时间的选择以及围术期药物的调整却各有不同。

心脏病患者常服的抗凝药是不同的。绝大部分患者服用的是阿司匹林，尽管会增加患者创面的渗血，但还是可以在不停药的情况下进行疝的手术。部分无明确冠心病，服用阿司匹林仅是针对高血脂的患者，建议术前停用阿司匹林一周。

现在冠心患者装支架的很多，装了支架以后肯定会服用半年到一年的波立维或泰嘉等药物抗凝，此类药物的抗凝作用强于阿司匹林，此时手术是有较高的出血、渗血风险的。因此，除了急诊和疝症状严重患者，不主张在这段时间做手术。通常等停用波立维、泰嘉，改用阿司匹林后1个月再做疝的手术；对于停用风险高的，需要改用低分子肝素打针桥接5天。

影响最大的还是华法林，其实除了疝手术，华法林对其他外科手术也有影响。华法林的抗凝作用极强，主要用于心脏瓣膜置换后的抗凝治疗，防止在人工瓣膜上形成血栓。此时如不调整用药是不能做择期手术的。如果做疝的手术，需要改用低分子肝素做替代治疗数日，等凝血指标改善后手术才能进行，等术后渡过出血、渗血的危险期后再改回华法林。

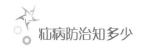

手术前

阿司匹林	术前5～7天停用（无明确冠心病者）
波立维、泰嘉	改用阿司匹林1个月，改用低分子肝素桥接
华法林	改用低分子肝素，待凝血指标改善

手术后

渡过出血危险期后，尽早恢复原来用药

4.3　肝硬化、肝腹水患者可以做疝气手术吗？

患者提问：肝硬化、腹水的患者可不可以开疝气？

汤睿医生回答：肝硬化腹水是引起和加重疝的重要因素，可诱发腹股沟疝和脐疝等，手术是解决疝的唯一方式，但手术风险相对较高，术后复发率也较高。肝硬化的患者不是不能进行疝的修补手术，但一定需要把握好手术时机，创造一定的手术条件。一是肝功能基本或接近正常，GPT＜100 u/L，无黄疸或只有轻度黄疸，白蛋白＞30 g/L；二是不能有大量腹水，少量腹水可以接受；三是血小板在5万以上，这样手术的出血等风险比较小。当然如前所述，肝硬化腹水患者的手术风险仍较高：肝功能不佳、腹水影响创面愈合；肝硬化脾亢引起的白细胞降低易发生感染；由于腹水在今后的持续存在会导致慢性的腹压增高，容易导致疝的复发。

手术条件：（1）肝功能基本或接近正常，GPT＜100 u/L

（2）无黄疸或只有轻度黄疸

（3）白蛋白＞30 g/L

（4）无腹水或少量腹水

（5）血小板在50×10^9/L以上

4.4 疝能否与静脉曲张等其他疾病一起手术解决？

患者提问：我目前60岁，在二十多岁右脚小腿上有静脉曲张，近年来变严重了，血管外科医生建议我手术，但我一直拖着。两个月前又发现得了腹股沟疝，医生也建议我做手术，我想问一下汤医生这两个手术可以一起做吗？

汤睿医生回答：完全可以，两个手术的区域不重叠，而且都是无菌手术，只要疝外科和血管外科的医生联系协调好时间即可。

编者按：除了静脉曲张，其实还是有些手术是可以和疝手术同时做的，比如腹腔镜胆囊切除手术、经尿道的前列腺手术、甲状腺、乳房手术等。当然这些联合手术都是要复合一些条件的：首先是手术区域不同、基本互不干扰；二是两个手术叠加后创伤仍然在患者能承受的范围之内；三是麻醉体位等能够互相协调，不影响手术效果。具体手术的先后次序医生是会根据患者的具体情况确定的。

4.5 先做疝气手术还是先看好前列腺疾病？

患者提问：汤主任好，我有前列腺增生十多年，近两年又出现了小肠气，医生告诉我小肠气要做手术，但又听说不先治好前列腺的病，疝气手术后会复发。我感到很困惑，您觉得应该怎么办？可以现在做疝的手术吗？

汤睿医生回答：您好，这两个病都是老年男性的常见病，您问的也是患者在门诊经常提的问题。

成人疝的治疗原则是手术，只要没有手术禁忌证都是应该手术的。而前列腺增生比疝更常见，70岁以上的男性几乎都不能幸免。但是绝大多数前列腺增生的患者是不需要通过手术治疗的，多数患者可以通过药物治疗，药物主要是控制病情发展、改善排尿症状，并不是治愈疾病本身。只有少数症状重甚至发生尿潴留的患者才需要进行手术。

因此，如果泌尿科医生觉得您的前列腺增生情况已经到了非手术不可的程度，那就先做前列腺手术。手术后症状改善，腹压降低，此时再进行疝手术，对避免复发是有利的。如果前列腺增生目前还不需要手术，只需药物治疗，那就尽早做疝的手术吧。毕竟对于同时存在前列腺增生的腹股沟疝患者，疝出现后往往发展很快，必须及时尽早治疗。

以前治疗前列腺没有很好的药物，治疗疝也没有补片，因此同时有两个病时应该是先做前列腺手术后治疗疝。但现在治疗前列腺增生有更好的药物，疝外科医生也有了补片，不会像以前没有补片时疝复发率那么高，所以您可以放心。当然疝手术后，前列腺的药物治疗一定是需要加强和维持的。

4.6 帕金森患者得了疝气该选择什么手术？可否做疝气微创手术？

患者家属提问：汤医生好！老伴72岁，男性，帕金森病史5年多，目前服用美多巴，有时有抖动。腹股沟疝病史2年，因他身体瘦弱，所以疝确诊后想保守治疗，一直戴疝气带，前面一年半效果还好，但近半年不好，疝气越来越大。看来还是得做手术。请问应该选何种手术？可否做疝气微创手术？担心帕金森引起的身体抖动会影响医生的手术操作。

汤睿医生回答：帕金森的很多患者都比较瘦弱，到了老年发生腹股沟疝的不在少数。疝带主要是通过局部压迫作用达到缓解腹股沟疝发展的目的，但长时间的压迫导致局部组织更加薄弱，所以长期而言不能阻止疝的发展。腹股沟疝的手术不大，因此只要身体条件许可还是应该采用手术治疗。

腹腔镜微创手术本来就需要全麻，全麻后就不存在手足抖动对手术产生影响的问题，因此帕金森患者更适合微创手术。手术是否能够进行的关键是你的心肺等全身情况能否耐受全麻，以及下腹部有无大手术病史。

4.7 先怀孕生孩子，还是先做疝的手术

患者提问：汤医生，你好。本人28岁，女，已婚，准备备孕，想到疝气可能会对分娩造成影响，想请问汤医生是否要先做手术？还是产后再做手

术？如果立刻手术，需要休养多长时间才能怀孕呢？

汤睿医生回答：这里的确有个治疗先后的矛盾。先手术再怀孕的话，由于怀孕时腹部变大会使将来疝复发的概率增加；先怀孕再手术的话，由于怀孕时腹压增大可以引起疝的发展增大，甚至是嵌顿。

所以对于疝气较小，症状轻，疝不是每天而是偶尔出现（比如1个月仅出现几次），嵌顿概率较低（疝出现后比较容易回纳）的患者通常是建议先怀孕生孩子，手术在产后1年以后进行。

反之，比如疝出现后不容易回纳，胀痛显著，疝较大的，应该先手术再怀孕，毕竟怀孕期间需要做疝的手术，对大人孩子都有风险，妊娠早期容易流产，妊娠后期容易早产。另外对于比较焦虑的患者也建议手术，否则会担心10个月。

手术1个月后即可怀孕。有患者担心这是否太早，其实这是多虑了，因为疝愈合期一般3个月，而怀孕后腹部隆起都在5～6个月以后了，不会影响疝的愈合（表8）。

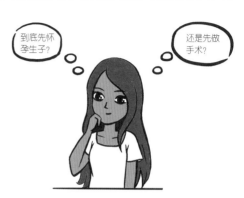

先做手术还是先怀孕？

表8　先怀孕还是先手术

	不　利	什么情况下可以	下　一　步
先怀孕	腹压增大会引起疝的发展增大，甚至是嵌顿	疝气较小，症状轻，疝不是每天而是偶尔出现（比如1个月仅出现几次），嵌顿概率较低	产后1年后手术
先手术	怀孕时腹部变大会使疝的复发概率增加	疝出现后不容易回纳，胀痛显著，疝较大	术后1个月可怀孕

4.8　小孩子的疝气和大人一样补吗？

患者提问：6岁男孩，从小就有腹股沟疝，运动多了会说局部不舒服。我

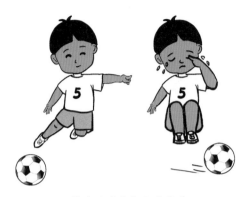

剧烈运动后小儿疝发作

自己在3年前也做过疝气修补手术，请问小孩子的疝气手术的话，也和大人一样补吗？

汤医生回复：小儿腹股沟疝和成人疝的手术方法是不同的。您3年前做过手术，应该是采用补片的无张力修补手术，这是因为成人生长发育已经完成，局部组织会随着年龄增加而趋于老化，因此需要加用补片进行加强修补。而对于小儿疝，我们只要做一个简单的"疝囊高位结扎"，也就是把疝洞扎起来即可。儿童后续的生长和发育过程会使局部腹壁加强，因此除了极个别复发疝，通常不需要进行额外的加强修补。

手术也可分为开放和腹腔镜两种途径，都是非常小、非常安全的手术。腹腔镜手术对精索的创伤更小，小儿的恢复更快。

4.9 青少年疝该选择何种手术方式？

患者提问：男孩，16岁青少年，患腹股沟疝10年，症状较轻，不痛，就是运动后在大腿和腹部连接处有个鸡蛋的肿块，躺下用手推一下就消失了，肿块出现时有局部胀痛不适，肿块消失后没有不适。请问需要治疗吗？如果需要手术，是按照成人的手术方法还是按照儿童的手术方法进行治疗？会不会有后遗症？

汤医生回复：腹股沟疝的病史已经有10年了，治疗原则上肯定是手术，不过手术方式上我们还是会和家长进行商量。

成人疝（成年标准是18岁）的手术方式是采用补片进行无张力修补，儿童疝的手术方式是不用补片的疝囊高位结扎，因为儿童今后会进一步生长发育，组织强健后多不需要补片修补。但青少年的年龄（暂列为12～17岁）就有些尴尬，虽没有成年，但身体上已经发育，正趋向成年，所以成人和儿童的手术方案对青少年都不合适。以往教科书上是做不用补片的有张力修补，但是术后疼痛明显，影响青少年的活动和体育锻炼，今后的复发率也高。

因此目前越来越多的医生开始采用生物补片进行无张力修补，这样既避免疼痛、不影响活动，同时生物补片也不像合成补片会影响后续的进一步发育。

腹股沟疝的手术不大，少有影响生育、感染等后遗症的发生。手术不到一小时，住院3～4天，就是生物补片比较贵，也不进入医保，建议在寒暑假做手术，不影响学习。

4.10 "超微创疝环闭合疗法"能够治好小肠气吗？

前几天有患者门诊时问我，在网上看到的国外引进的"超微创疝环闭合疗法"是否能够治好小肠气？我摇头说不知道这种方法，当然也不清楚这种疗法是否可以治好腹股沟疝。患者是个仔细人，手机里收藏了链接，希望我把网页上的内容仔细看了一下。

原来是某家民营医院的网页，上面有"某国某超微创疝环闭合疗法"的大标题，介绍得十分高大上，描述该疗法"汲取了祖国医学的元气学说和现代医学的组织再生原理，借助现代高科技检测定位技术，使药物精确、高效地作用于疝环缺损组织，从而达到无损修补的效果。弥补了传统中医单纯用药效果不佳和西医手术损伤过大等不足。真正体现了既高效又无损的双重效应"。是不是很神奇！并号称"该疗法自开创以来曾多次荣获国家级金奖。已有数万例患者免受开腹之苦，喜得康复"。好比华佗再世！我做外科医生二十多年，从事疝专业十几年、每年都参加十多次国内外的学术交流，还真没听说过这种治疗方法。于是再仔细看疗法描写，该疗法"是在非手术治疗的前提下进行的，采用科学的超声定位技术和小器械介入等无创伤治疗手段达到封合疝环的治疗目的。无创疝环封合是利用多肽、多糖、胶原酶等多种复方制剂的组织再生作用，刺激腹股沟区的局部组织产生大量的胶原纤维抱合体，发生良性增长，迫使疝环缩小，从而达到无损修补的效果……全过程只需两小时左右……是目前最经济的治疗方法。"

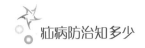

看到这里终于搞明白了，原来这还是"一针灵"（详见《"一针灵"？真不灵》)，也就是注射法治疗腹股沟疝的一个新变种，是在原来注射物的基础上加了忽悠人、貌似高科技的所谓"多肽、多糖、胶原酶等多种复方制剂"，只是在以前注射法的本质上套了一件"时髦的外衣"而已，其最终本质还是注射治疗硬化剂。也难怪我作为专业人士从来没有听到过这种号称"多次荣获国家级金奖"的治疗方法了。

说到这里一切都清楚了，大家可以参考"一针灵"这篇文章，答案应该就不用我再说了吧。

4.11 腹股沟疝，注射过硬化剂，采用哪种手术方法好？

汤医生回复：手术方式是采用补片的无张力修补。手术分开放和腹腔镜两种，打过硬化剂后，两种手术方式都是可以选用的，但倾向于腹腔镜。

手术以修补疝的缺损为主，对阻碍修补的硬化剂一定会取掉。但是硬化剂打在疝环的周围，通常都是很硬的，与机体组织结合牢固，所以对手术修补不影响的硬化剂就不强求必须取干净，毕竟这样会造成不必要的创伤，增加出血和感染的机会。

4.12 夏天不适合做疝气手术吗？

初夏时节，温度日日攀升，眼看着一年中最热的时节不久即将来临，不少来门诊看病的患者虽然明确是疝，但不少都表示天要热了，想等秋天天凉快了再进行疝的手术。那么夏天真的不适合开疝气吗？我觉得并不是这样。

不愿意动手术患者的最常见理由是"天热要出汗，伤口长不好"。其实这是老观念了，以前条件差，病房和家里都没空调，确实热得汗流浃背。现在条件好了，这个问题已经不存在了，到处都有空调，病房里肯定是嫌冷不嫌热。再者，从新陈代谢的角度，夏天人的新陈代谢最旺盛，伤口愈合其实是最快的，老年人天冷血液循环差、新陈代谢慢，伤口长得才慢呢。此外，在多数情况下，疝的手术尤其是腹股沟疝的手术只是一个小手术，伤口也就4～5 cm，感染的概率本来就很低，而且现在腹腔镜手术的也越来越多，总共就三个小洞，感染就更为罕见了。

第二个不愿意开刀的理由是"手术后要十来天不能洗澡，夏天不洗实在受不了"。这点在我看来也不是问题。现在医院里已经有很多医用胶能够粘合和保护伤口，做完手术连纱布都用不着换，手术后第二天就能洗澡，所以洗澡不是问题。

第三个不愿意开刀的理由是"天热家里人来照顾不方便，来回跑太累了"。这点确实没法完全解决。毕竟大多数患者都是平头百姓，不是每个人都有私家车，除了出门到车里的距离，其他地方都有空调。但现在我们采用的都是无张力修补技术，整个住院也就三五天，患者术后的恢复很快，除了高龄患者，术后6小时麻醉过了就能下床，开完刀两三天就出院了，病房里也有经验丰富的护理人员，不需要家人特意陪夜照顾，也就是过来看几次，路上辛苦一下的事。

医院的外科病房，夏天是相对空的，门诊预约手术的时间相对春秋旺季相对是短的，"错峰"手术也是一个不错的选择。

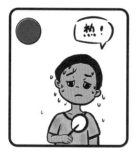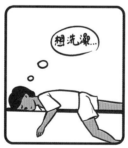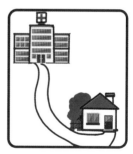

夏天不适合做疝手术吗？

4.13　疝气手术后什么时候可以爱爱？

患者提问：汤主任，我是您十天前做腹股沟疝手术的年轻患者，请问什么时候可以和老婆爱爱啊？

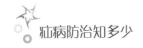

汤医生回复：你好！现在就可以的。

腹股沟疝的手术在外科通常只是个小手术，创伤不大。你做的是腹腔镜手术，恢复更快。腹股沟疝手术本身虽然离生育相关的部位很近，但只要手术操作精准，并不会损害生育的相关结构，与性爱有关的感觉和运动神经也不会受损，所以腹股沟疝手术对爱爱是不会有本质影响的。

不过从体力角度来讲，爱爱相当于中度体育活动，动作幅度大的局部肌肉活动后腹股沟的手术区域是会有些酸胀的。另外，某些体位啪啪时，会有腹股沟区域的撞击，撞击手术创面还是会有些疼的。所以呢，爱爱没有问题，不过稍微悠着点、温柔点就可以啦！

4.14　女人也会得"小肠气"吗？

"小肠气"的医学名称是疝，多年来人们普遍认为只有男人才会得"小肠气"。其实女人也会得"小肠气"，虽然比例没有男性高，发病率仅为男性的1/10左右，但由于疝本身的发病率高，因此女性疝也并不少见。除了腹股沟疝，股疝、脐疝也很常见。

你有没有觉得久站或咳嗽时，腹股沟区或大腿根部有坠胀感或疼痛感？你有没有发现自己的脐部或者腹股沟区和大腿根部有乒乓球大小的肿块突出，站立时它会涨的更大，平躺休息一会儿，它又会渐渐减小甚至消失？青年女性的肿块容易摸到，但许多中老年妇女因为比较肥胖而掩盖了症状。那就请你站立时仔细地摸摸看，如果你摸到了它们，请不要忽视，因为有可能你已经得的了所谓的"小肠气"——疝。

女性为什么也会发生疝呢？这与女性解剖及生理特点有关。女性腹股沟区域没有睾丸下降经过的过程和途径，因此腹股沟疝发病率低于男性；但女性骨盆比较宽而且平坦，股静脉内侧各韧带环绕的天然股环，直径又略大于男性，较易形成股疝；腹壁肌肉相对较薄，再加上怀孕等腹压增高的原因，脐疝的发生率也高于男性。

尽管总体而言女性疝的发病率不高，但危险性却大于男性。这主要是由于女性的解剖特点导致，女性疝更容易发生急症表现——"嵌顿"。从解剖上，股环和脐环周围的组织一般比较坚韧，而且边缘较锐，缺乏扩张的余地，使股疝和脐疝容易发生嵌顿；一旦嵌顿，突出的肠管被卡压后，发展到缺血坏死的进程较快，更易发生肠穿孔等严重后果。所以一旦发现自己出现疝的症状，应该去医院检查治疗。尤其是如果发现原来大小可以变化的肿块突然变大，并伴有明显的局部疼痛和腹痛、腹胀等，应立即去医院急诊，以免耽误治疗的最佳时机。

治疗角度，女性疝处理的基本原则和男性没有显著差异，手术修补是最主要也是最可靠的治疗方法（表9）。当然，女性疝有一些不同于男性疝的特点，尤其是对中青年女性，除了修补效果，美观也是需要考虑的。需要和女性患者进一步地沟通交流，以获得最满意的治疗和美观效果。

表9 男女发生疝的不同原因

	男 性	女 性
腹股沟疝结构	精索	子宫圆韧带
先天性斜疝的原因	鞘状突未闭	努克管未闭
股环	小	大
斜疝发生概率	高	低
股疝发生概率	低	高

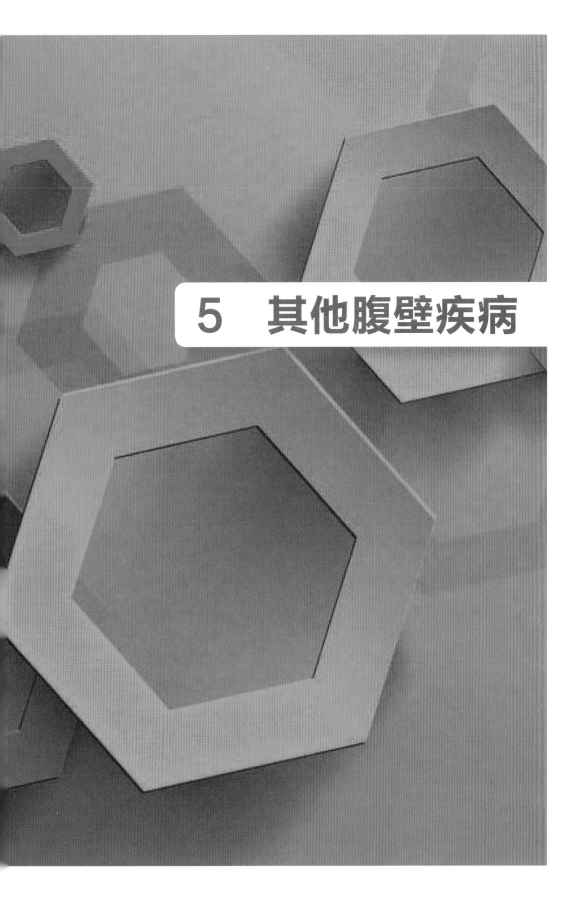

5　其他腹壁疾病

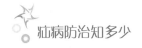

5.1 子宫内膜怎么会长到刀口里面去？
——子宫内膜异位症

子宫内膜当然应该是在子宫内部？怎么可能"穿越"到刀口里去了？别不信，看看以下的小故事你就可以理解。

赵小姐两年前剖腹产生了孩子，产科医生很仔细，切口位置在内裤可遮挡位置，用的是皮内缝合，切口和皮纹一致，细细的一条，不仔细看还真看不出来。赵小姐很满意。但过了半年，赵小姐发现切口当中的皮肤下方有个小硬结，让开刀的产科医生看了一下，医生觉得可能是下面的线结反应，让观察一段时间。但这个不争气的小东西慢慢地长大，由赤豆大小长到了蚕豆大小，时不时还会疼上好几天，疼的时候还会变大。产科医生开了B超，切口下是有个2.5 cm大小的结节，血供丰富，赵小姐一看报告有点害怕，猜想会不会是长了瘤子之类的坏毛病。

产科医生把赵小姐带到了腹壁外科，腹壁外科医生进行了体格检查，问了她一个问题："疼痛的时候是不是来大姨妈的那段时间？是不是大姨妈结束了疼痛也会好转？"赵小姐仔细回忆，的确如此。腹壁外科医生笑着告诉她，这个硬结是异位的子宫内膜，不是恶性肿瘤。赵小姐的第一反应就是本文开头的疑问，子宫内膜是怎么穿越到切口里去的？

医生告诉了她原委，子宫内膜异位症其实是一种妇科常见病，很多女性痛经的元凶就是它。这是因为，在正常情况下，例假时脱落的子宫内膜和经血是往下走，排出体外的，但有时也会有少量逆向通过输卵管异位到腹腔盆腔，少部分会种植成活；搬家后的子宫内膜会随月经周期而增厚并和正常内膜一样部分脱落出血。由于没有正常的排出通道而导致了痛经的发生。而像赵小姐那样做了剖宫产手术的，手术切开子宫取出胎儿时会有部分子宫内膜带到切口里，碰巧正好存活，就变成了腹壁的子宫内膜异位症。异位

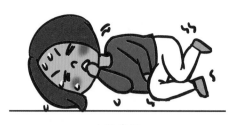
女性痛经

的子宫内膜随月经周期变化，所以就会出现周期性的疼痛和大小变化，由于异位的内膜出血无法排出并最终机化，因此会形成越来越大的硬结，这才出现了赵小姐的病情。

腹壁的子宫内膜异位不常见，也绝不罕见，有经验的腹壁外科医生只要仔细询问病史就可确诊。治疗上也很简单，做一个小切口将病变组织完整切除即可，只要切干净就不会复发。赵小姐顺利地进行了手术，此后再不会有随月经周期疼痛的肿块了。

5.2 千人千面
——话腹壁肿瘤

"千人千面"在我们生活中是指一千个人有一千个长相，一千个人有一千个心思。水浒传中描述一百单八将也有"人有千面，面面峥嵘"的语句，我借这个词是因为我觉得用"千人千面"来描述腹壁肿瘤是再合适不过了。

腹壁是一个多层次、多结构的组织，包含皮肤、脂肪、肌肉、筋膜、腹膜、纤维结缔组织和血管、淋巴管、神经等多种成分，因此腹壁肿瘤的种类也非常丰富。比如，皮肤上有黑色素瘤、隆突性皮纤维肉瘤，脂肪组织有脂肪瘤，深层的有肌肉来源的横纹肌瘤、横纹肌肉瘤、纤维组织来源的硬纤维瘤、血管来源的血管瘤、淋巴管来源的淋巴管瘤、神经来源的神经鞘膜瘤、神经纤维瘤等。是不是有些复杂啊！医生要在一大堆这个瘤、那个瘤中分清楚，不容易吧！

没结束，肿瘤按照良恶性又可分为良性、恶性和交界性三大类，通常名称中以瘤结尾的是良性的，以肉瘤结尾的是恶性的，比如脂肪瘤是脂肪组织来源的良性肿瘤，而脂肪肉瘤是恶性肿瘤；横纹肌瘤是良性的，横纹肌肉瘤则是恶性的。当然其中也有一些特例，如黑色素瘤，它的名称是以瘤结尾的，但其实它是皮肤黑色素细胞来源的恶性肿瘤，黑色素生成的良性肿瘤人人都有，那便是黑痣。黑色素瘤在我们黄种人中发病率较低，但在白种人群中发病率要高很多。交界性肿瘤是生物学行为介于良性和恶性之间的，比如腹壁的硬纤维瘤。

还没结束，恶性肿瘤还包括原发性和继发性两大类，原发性是指来源于腹壁本身细胞或组织的；继发性的是指从其他部位转移过来的，比如消化道恶性肿瘤最常转移到脐孔处的腹壁，也称为腹壁转移性肿瘤。有部分患者是腹壁发现了硬块，然后通过手术切除和病理检查才发现是转移性的肿瘤，根据病理分类，再通过腹部的其他检查才追查到腹腔里的原发病灶，如胃癌、肠癌、胰腺癌或卵巢癌等。

正因为腹壁成分的复杂性、肿瘤又有良恶性之分、各种肿瘤临床表现的差异性，因此我要用"千人千面"这个词来形容腹壁肿瘤。如果今天要用几百个中文字去跟大家说清楚，那肯定不可能完成的任务。所以今天主要是让大家有一个大致的概念，具体一些常见的请听后文分解。

腹壁肿瘤的治疗手段各有不同，但基本原则都是外科手术。良性肿瘤进行局部切除即可，也就是瘤子有多大，就把多大的瘤子"挖掉"即可；而恶性肿瘤则不够，虽然每种肿瘤需要切除的范围不同，比如横纹肌肉瘤需要切除肿瘤位置的整条肌肉、隆突性皮纤维肉瘤需要切除肿瘤周边 3 cm 的组织，但原则还是相似的——也就是做扩大切除，以避免肿瘤的复发。但即使做了扩大切除，腹壁恶性肿瘤的普遍特点还是容易复发，因此反复多次手术的患者不在少数。除了手术以外，有些恶性肿瘤需要做放、化疗，近期一些靶向治疗药物的发现也提示对某些腹壁恶性肿瘤有显著的抑制作用。

> 肿瘤：良性：脂肪瘤、血管瘤、囊性肿瘤等——局部完整切除
> 恶性：原发性（脂肪肉瘤、横纹肌肉瘤、隆突性皮纤维肉瘤等）
> ——扩大切除，辅助治疗，密切随访
> 继发性——局部切除或扩大切除，辅助治疗

5.3　常见腹壁肿瘤一二

前文（千人千面——话腹壁肿瘤）概述了腹壁肿瘤的大致情况，今天我们就列举腹壁肿瘤中比较常见和有特点的两个疾病做一个详细的描述。

脂肪瘤应该人人都听说过，因为它在腹壁肿瘤中的发病率数一数二。脂肪瘤是来源于脂肪组织的良性肿瘤，身体上任何有脂肪组织的位置都可能发生，当然肚皮上脂肪多，因此腹壁的脂肪瘤十分常见。脂肪瘤可以发生在腹壁的各个层次，但还是在皮下脂肪层最多，所以多数都是大家在搓澡时无意中发现的，也有按摩师在按摩时发现的。大小从黄豆到鸡蛋大小，

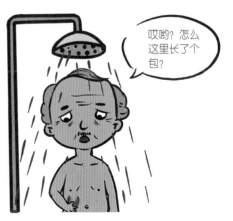

哎哟？怎么这里长了个包？

"意外发现"的腹壁肿瘤

圆形或者椭圆形，软软的，边界清楚，不疼不痒，也从不感染，生长通常十分缓慢，转变成恶性的可能性极低。

有人问脂肪瘤是不是太胖的原因，这不正确。瘦的人照样会生脂肪瘤，不过的确是胖的人更容易得。脂肪瘤可以是单发的，也可以是多发的，多的身上大大小小十几个的也有。

此外还有一种罕见的、也是非常特殊的良性对称性脂肪瘤病，是由于脂肪代谢障碍引起的脂肪组织弥漫性、对称性沉积于身体上半身的脂肪间隙，形成大量的脂肪瘤样团块，尤其是在颈肩部，也称马德龙病（Madelung病），患病者多有明确的酗酒史。

普通脂肪瘤的病因目前为止并不明确。普通脂肪瘤的诊断和治疗都不难，没有药物治疗、只有手术切除，手术难度也不高。多发的、肿块很小、生长缓慢的也可以随访观察；对于体积较大的（＞2.5 cm），尤其是经常会受到压迫或摩擦的部位，比如腰带位置、前臂后方、文胸位置等，还是建议手术的；特别是生长速度快的，还是应该及时切除，以免遗漏恶性的脂肪肿瘤——脂肪肉瘤。

如果说第一个描述的脂肪瘤是温柔的小病的话，那我们第二个要描述的是面目狰狞、张牙舞爪的恶性肿瘤——隆突性皮纤维肉瘤，临床上碰到的很多患者都是到了很晚期才来的，到了诊室首先闻到的是一股恶臭，都是由于恶性肿瘤组织表面坏死感染所导致。

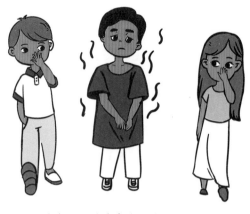

晚期恶性肿瘤感染破溃散发恶臭

这是一种相对常见的肉瘤，它一旦生成后迅速生长，一方面向皮肤表面隆起，外观看上去像菜花一般，由于长得太快，血供跟不上肿瘤的生长速度导致表面部分肿瘤组织坏死脱落，局部慢性或急性出血导致患者贫血，坏死的肿瘤组织又很容易发生感染；另一方面肿瘤向下如树根一般迅速穿透下方的筋膜长入肌层乃至腹膜。肿瘤迅速增长消耗机体的大量营养，同时出血、感染也使得机体更加衰弱。因此，晚期患者多骨瘦如柴，这与温柔的良性脂肪瘤形成了鲜明的对比。

隆突性皮纤维肉瘤的治疗并不容易，这是因为肿瘤呈植物根系向四周浸润性生长，必须将肿瘤本身和从肿瘤周边往外3 cm以上的组织全部切掉，也就是我们所说的扩大切除。大家算一下，如果肿瘤是4 cm大小，加上两边扩大切除的3 cm，就算刨去切除后肌肉的往外收缩，腹壁的缺损直径将达到10 cm。大家可以笔画一下自己的肚皮有几个10 cm，所以只要得了这个病，手术一做往往就是连同皮肤在内的1/4甚至1/2的腹壁就没有了，腹壁重建的难度就可想而知，通常需要拆东墙补西墙，从大腿或者背部取一块肌皮瓣移到缺损的位置，这样的手术多需要技术高超的整复外科医生共同完成，因此手术风险大、难度高。而且即使做了这样的扩大切除，隆突性皮肤纤维肉瘤仍然非常容易复发，就好比即使我们把杂草连根拔起，但残留在深层土壤里的断根依然有可能"春风吹又生"，复发后要做手术的难度就更大了。

今天写了两个比较常见、但表现和处理截然相反的腹壁肿瘤，大家可以通过这两个典型代表大致了解良性和恶性腹壁肿瘤的表现和处理。然而就如前文所述，腹壁肿瘤"千人千面"，发现腹壁上有肿块还是应该及时去医院让腹壁外科医生确诊一下。肿瘤纵有三十六变，相信医生的"火眼金睛"还是能把它鉴别出来的。

5.4 韧带样瘤是良性的，还是恶性的？

腹壁韧带样瘤，是从韧带来的吗？良性的还是恶性的？还是先听一个故事吧。

7年前，农村小伙子小王发现腹壁有个小硬结，不疼不痒，所以也没当回事，过了一年硬结比原来稍微增大了一点，在妻子的催促下才去县医院看了，在外科医生的建议下做了手术切除，术后的病理诊断是"韧带样瘤"，记得医生当时看到报告皱了皱眉头，告诉小夫妻俩这东西不是恶性的，但还是有复发可能，需要每半年随访一次。半年没事，一年也没事，但到了一年半后小王摸到原来手术的位置又出现了硬结，医生诊断是韧带样瘤复发，还是要再做手术，这次手术范围要稍扩大些。然而事与愿违，小王经历的是再次复发、然后再次手术，就这样在过去的六年间经历了三次手术，腹壁上的刀口越来越大，刀疤越来越难看，但近期又出现了第三次复发。给小王做过手术的三个医生都说肿瘤不是恶性的。照理转移复发是恶性肿瘤才会有的，那为什么不是恶性的肿瘤却一直反复复发？韧带样瘤是哪里来源的，是韧带吗？为什么如此强韧、顽固？

其实这个肿瘤并非来源于韧带，而是来源于腹壁的纤维结缔组织，由于形成大量的硬纤维，病理看上去的样子接近韧带，故称为"韧带样瘤"，另一种更标准的称呼是"硬纤维瘤"，英文名称"Desmoid"。为什么它不是恶性却会复发呢？其实，它属于交界性肿瘤，也就是生物学行为介于良性和恶性之间的肿瘤，它本身的外观和生长速度像良性肿瘤，比如看上去像结节、长得也不快，但它的生长方式却像恶性肿瘤，呈浸润性生长。我们经常比喻它会像树根那样长入周围和深层组织，微小的末梢肉眼根本看不到，甚至显微镜下也不容易发现，因此它显得十分强韧、顽固。单纯切除肿块本身而没有切除周边可能浸润生长的、貌似健康的组织，必然的结果就是复发。

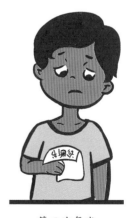

第三次复发

因此我们需要做肿瘤连同周边2～3 cm肉眼正常组织的扩大切除。但扩大切除也带来了问题，韧带样瘤主要来源于肌腱膜层，如果肿瘤本身有3 cm，以此为中心往四周扩大2～3 cm，那么切除的腹壁组织直径就有7～8 cm，切除后肌肉还要往外收缩2～3 cm，因此一旦做彻底的扩大切除腹壁肌层的缺损就会有10 cm左右，差不多就是普通人腹壁的1/4，需要修补这么大的缺损对外科医生是很困难的，即使修复了如果愈合不好就会出现腹壁疝。所以外科医生做手术时就会有所顾忌，范围也容易变小，范围小了复发率就会很高，所以很容易出现切了复发、复发了再切、然后再复发的情况。只有标准的扩大切除才能将复发率降低到最低程度。

前面说了，扩大切除必然造成大面积的腹壁肌层缺损，肌层是支撑腹壁的主要成分，即使表面的皮肤和里面的腹膜是完整的，肌层一旦缺损就会导致疝的发生，因此对于治疗腹壁硬纤维瘤的外科医生必须具备腹壁重建的技术。重建技术是多样的，也是因人而异的，我们可以用补片修补，也可以用腹壁组织分离技术，也可以用肌皮瓣转移技术，还包括植皮等，经常是需要几种技术的联合使用。这对多数外科医生而言是一种挑战，因此我们还是需要专业的腹壁外科医生，甚至需要整复外科医生来共同参与手术来完成腹壁的良好重建，使外观和功能可以接近术前的正常水平。

小王接受了再次手术，扩大切除后采用了补片修补重建腹壁，现在第四次手术后快2年了，衷心希望他从此能够不再复发，健康快乐地生活。

5.5　腹壁肿瘤切除后，肚子上留下的大窟窿怎么办？

太仓市的王女士在十年前发现肚子上有个核桃大小的硬块，去医院就诊后住院做了手术切除，证实是腹壁"纤维肉瘤"，医生说这是个低度恶性的肿瘤，短期不会有生命危险，但这病容易复发，让王女士以后注意。果不其然，三年后原来手术切口的旁边又长出了硬块，王女士发现后立即就诊，医生说的确是复发了，需要再次手术，但是术后还是容易复发，王女士只能再次住院手术，总算肿瘤还是切除了。但不到两年，同样的情况再次出现，就这样反反复复，十年间王女士动了七次手术，肚皮上早已是千疮百孔，满是瘢痕了。但是每次复发的间隔时间越来越短，最近的一次手术迄今只有半年多，而且复发的肿瘤越来越大。最早肿瘤只是在右下腹的一块，现在整个下腹部都出现了大大小小的硬块，个别已经往外长，差不多要烂破皮肤了。王女士只能再去就诊，这次医生看了直摇头，说现在范围太大了，实在是不能再开了，王女士辗转跑了许多周边地区的大医院，得到的回答都是相同的，都说肿瘤太大了，如果要完整切除肿瘤肚子上会留下一个无法填补的大窟窿，实在是没法做。

经过了一番折腾王女士和家里人几乎绝望了，心想这回只能是等死了。后来有个亲戚听说上海某医院在这方面做过一些类似的病例，经过一番打听，抱着死马当活马医的想法，王女士挂了该医院的专家门诊。主任详细询问了病史并进行了仔细的检查，认为王女士仍然有进行手术根治肿瘤的可能，但是手术范围很大，难度很高。手术需要切除整个下腹壁，包括肿瘤在内的全部皮肤、皮下组织和肌肉。术后将会产生了一个直径约20 cm的大窟窿，那么腹腔里的肠子等脏器没有东西覆盖暴露在外了怎么办呢？这时就需要从大腿上取一块带肌肉的皮肤（医学上称为肌皮瓣）转移并覆盖原来的窟窿，最后大腿上的创面只要通过植皮就可以解决了。

主任告诉王女士和家属，其实这种情况并不少见，腹壁的各种软组织肿瘤，医生切除时往往因顾忌肿瘤切除后造成的腹壁缺损不能修复重建而缩小手术范围，造成切除不够彻底使肿瘤更容易复发，导致的结果便是一次次的手术、一次次的复发，到最后无法切除为止。只有拥有强大的腹壁重建和整形技术的医院和医生，才能处理这样的问题。主任告诉王女士这样类似的手术已做过不少，大多是做过多次手术复发的，其中最多的一个在外院做了13次手术。

王女士终于打消了顾虑，经过了术前的精确设计，经历了8小时的手术，王女士腹壁上的肿瘤被切除了，20 cm的全层腹壁缺损进行了成功的修补，腹壁获得了良好的重建，手术后王女士顺利康复了，甚至连原来凹凸不平的下腹壁也变得平整了，术后随访至今也没有复发的迹象。王女士非常满意，称是医生给了她新生。

其实不只是肿瘤，严重的腹部外伤和感染都有可能造成巨大的腹壁缺损，

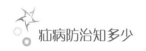

肚子上有个大窟窿，人的生存尚存在问题更不要说正常生活了。因此，这种缺损就需要腹壁外科的医生进行修复，然而腹壁外科在国内起步较晚，许多患者还不能得到很好的治疗，腹壁缺损成了疑难杂症，因此便出现了王女士这样类似的病例。碰到这样的疾病，必须找有相应实力的医院和医生，才能彻底解决问题。

5.6 恼人的肚脐感染
——小话脐炎

姑娘们都喜欢好看的肚脐，这样夏天穿露脐装或者游泳时，穿比基尼才漂亮。但这个位置一旦感染发炎甚至流脓，那就不是好看难看的问题了，而是痛苦。

肚脐是出娘胎后留下的遗物，出生后脐带切断后逐步脱落，脐孔闭合，形成轻度凹陷的"洼地"，各人的形态还略有不同，有些人平一些浅一点，有些人凹一些深一点，其中部分人还形成一些皱褶。

肚脐该不该洗？这是一个问题。

不少人从上辈那里得到的知识是，肚脐不能随便洗，洗了以后会受寒生病等。于是乎，我们会看到一些人的脐孔里有"沉香"，一粒黄豆甚至花生米大小的黑色颗粒，这都是肚脐几十年没有清洗脏东西沉积而形成的，基本上都是发生在脐孔比较深的人，"沉香"的底部往往与脐孔底部的皮肤有粘连。现在腹腔镜手术越做越多，脐孔很多时候是打洞的第一选择，所以医护人员有时会成为清理"沉香"的人，有些硬的粘得牢的"沉香"往往要用松节油、液状石蜡浸润后再擦拭四五分钟才能清理掉，只有这样肚脐才能消毒干净，否则"千年沉香"里窝藏的大量细菌带到肚子里去可是不得了的事。不清洗变成干硬的"沉香"还是比较幸运的结果，如果局部有积水变湿，或碰到摩擦挤压皮肤有破损的时候，"沉香"里的千年老君（菌）便会乘虚而入，于是脐孔感染也就是脐炎便发生了。感染的主要表现是脐孔红肿、疼痛、流脓液等，如果急性期治疗不理想有时候还会变成慢性脐炎。

写到这里大家应该知道，肚脐是应该清洗的。

肚脐该怎么洗，又是一个问题。

对于脐孔又浅又平的人，清洗是很容易的事；但对于又深又有皱褶的，这是个技术活。有些人很爱干净，洗澡时肚脐掏了又掏，有时会把肚脐掏得都红了才肯作罢，殊不知过分的清洁会使皮肤表面受损，如果没有完全擦干，细菌就有可能在深凹的潮湿皱褶里繁殖，然后通过破损的皮肤进入机体导致脐炎。因此，脐孔只需要适当清洗即可，涂一点皂液用手指头温柔地来一下，千万别觉得反复掏才爽。

已经感染了，得了脐炎怎么办？

脐炎通常不是什么大病，但一旦感染了还是很麻烦。因为发生感染的多半是那些脐孔又深又有皱褶的，细菌会定居在皱褶里，脏东西的排出比较困难，因此感染了好起来就比较难，治疗时间往往不短。治疗上首先要保持局部干燥，消毒液浸湿棉签后将脐孔包括皱褶里轻轻地擦干净，等几分钟局部干燥后再涂抹些诸如莫匹罗星（百多邦）之类的抗生素软膏，多数较轻的脐炎会在1～2周之内好转。有些严重的、形成脓肿的，或者已经向周边和下方深部组织扩散的，需要加用口服或者静脉抗生素，少数严重形成脓肿还需要划一刀放脓，美丽的肚脐就此和你说再见。当然也千万别为了美观而不切一刀，因为如果形成了脓肿还不切开引流，感染会再向下扩散进入腹腔引起腹膜炎，或者进入血液扩散到全身引起败血症，为了一个小小的肚脐感染把命丢了实在不值得吧。因此还有个极个别脐孔感染的患者需要用脐孔切除手术才能解决感染。

脐炎还有其他哪些原因？

脐炎不容易好，除了前面说的是局部破损导致的感染外，还是有一些其他原因的。尤其是那些脐炎一直不能好转或者反复发作了，就要小心了。开头说了，肚脐是每个人从娘胎出来的遗产，在人出世前它是维系胎儿生命的纽带，同时脐孔旁还有一些其他的胚胎发育结构。比如脐孔下方有卵黄管，卵黄管和肠管在胚胎是相通的，正常情况下在胎儿后期就完全闭锁并逐步消失，如果没有完全闭合或者脐部的残端遗留肠黏膜就会出现脐肠瘘或者脐窦。人类的膀胱其实也是从脐孔位置下降到耻骨后方的，下降途中会形成脐尿管，如果脐尿管未闭就会有少量尿液从这里流出，有时也会继发感染而发生脐炎。

这些先天性疾病都是需要手术治疗的。此外，有些腹腔里的肿瘤会转移到脐孔，比如胃癌、肠癌、胰腺癌、卵巢癌等。如果局部出现硬结，破溃后出现感染就要当心是腹腔里的肿瘤转移。另外新生儿的脐炎基本上都是脐带感染引起的，这里就不再赘述了。

是不是觉得小小的肚脐，感染了还是有好多原因，发炎了还不是太好办呢？其实，绝大多数的脐炎都是清洁卫生没有做好的情况，最后一段写的其他病因都属于罕见情况。所以啊，想拥有一个漂亮健康的肚脐还是做好个人卫生吧！

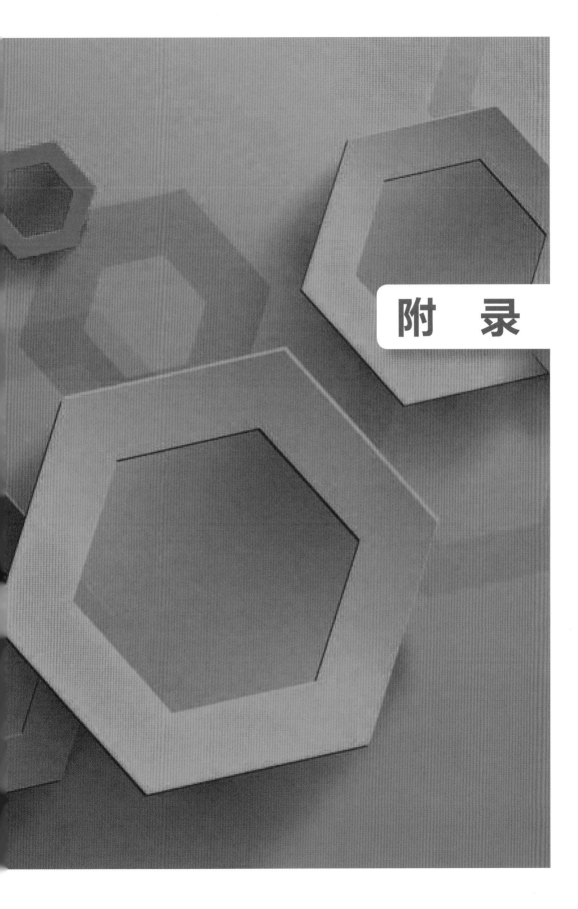

附 录

1 腹股沟疝术前术后注意事项

一、手术前注意事项（图21）

1. 您的主管医生会向您询问病史并进行体格检查。

2. 入院当天或入院后第二个工作日早晨6点，将进行空腹抽血化验，请在前一天晚10点以后避免进食。

3. 除血尿检查外，将行胸片、心电图检查，老年患者还需进行心肺功能和超声检查，如有其他疾病可能需要其他相关检查和治疗。

4. 术前主管医生和麻醉师会同患者本人或委托人谈话签字，告知手术方案、麻醉方案、手术和麻醉的相关风险和费用。

5. 服用阿司匹林的患者建议术前2天停用，如病情需要可以不停。服用波立维、泰嘉的患者需停药至少1周，服用华法林的患者需停药后用肝素替代后手术，不要服用人参和其他活血药物以减少手术创面的渗血。

6. 术前2周禁烟，注意保暖避免感冒咳嗽。

7. 术前洗澡，手术当天早晨医务人员会给您进行皮肤和毛发的准备。

8. 术前晚八点后禁食，请保证充足睡眠，如有困难可给予催眠镇静药物。心脏病、高血压患者需服药者可在手术当天早晨醒后用少量饮水送服药物，之后避免进水。

9. 术前尽量排尽大便，如有困难可请床位医生帮助。

10. 入手术室前佩戴好手圈，去除假牙和所有饰物，排尽小便。

11. 家属请在病房或指定地点等候，以便及时联系。

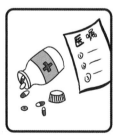 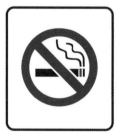 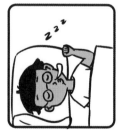

1. 按医嘱服药　　2. 术前2周禁烟　　3. 术前保证充足的睡眠

图21　术前注意事项

二、手术后注意事项

（一）术后当天

1. 术后平卧6小时，半身麻醉患者6小时内避免抬头和下床。

2. 术后6小时内避免进食，之后一般可酌情进食适量半流质。

3. 术后膝下垫软枕以减轻伤口的张力，疝囊较大者应在阴囊下方垫毛巾抬高阴囊，以减少阴囊血肿积液的发生，部分患者会在腹股沟区放置沙袋压迫6～12小时。

4. 老年及有前列腺肥大的患者，麻醉后将放置导尿管，一般于术后1～2天拔除。不放置导尿管的患者有尿意应尽早排尿，切忌憋尿引起尿潴留；个别患者会因麻醉等导致排尿困难，先可用热敷、按摩、听流水诱导等方法，如不能奏效则需导尿。

5. 手术当天是切口疼痛最显著的阶段，可以要求医生使用止痛药物，不必强忍。

6. 手术当天如需下床活动，务必有人陪护。

（二）术后1～3天

1. 术后一天可下床做适量活动（如上厕所、短距离步行等，老年人需有人陪护），通常起立时会有疼痛，不必担心，建议动作缓慢进行，第二天起可逐步增加活动量，但请量力而行。

2. 可继续进食半流或恢复正常饮食，建议多吃蔬菜水果等有利于排便的食物。在无排便的情况下避免进食牛奶、豆浆、豆制品等易引起腹胀的食物，如有排便困难，可请床位医生应用开塞露或缓泻药。

3. 术后手术区域和阴囊肿胀一般属正常现象，部分患者需穿紧身裤抬高阴囊。

4. 术后38℃以内的低热一般属正常现象。

5. 术后第2～第3天无特殊情况者，即可出院。

三、出院后注意事项

1. 多数患者无须拆线，出院时经医生同意可以洗澡，但应避免盆浴以及肥皂揉搓伤口，洗后请保持伤口干燥。伤口如涂有一层保护胶水者，出院后如伤口周围有胶膜剥落属正常现象，请勿强行剥除。如需拆线，医生会和您预约时间。

2. 术后1周内，38℃以内的低热一般属正常现象，有高热或伤口流液等问题请及时来院就诊。

3. 少数患者会因积液出现局部和阴囊肿块，请不必紧张，绝大多数会在2～3个月内消失，个别需经穿刺抽出积液。

4. 术后2周、1个月请到手术医生门诊复诊，以后每半年随访一次。

5. 术后2周左右，可恢复基本日常生活和工作（脑力劳动），术后1个月内避免5千克以上的负重、长时间步行、反复上下楼、骑自行车、驾车以及体育锻炼，以后活动量可逐步增加，至术后3个月后可完全恢复正常生活和工作。

6. 术后3个月内尽量减少增加腹压的因素，如感冒引起的咳嗽、打喷嚏以及便秘等，如无法避免请轻按伤口以减少腹压增高对伤口的影响。

7. 为避免术后复发，请在今后的日常生活中尽量减少增加腹压的因素，如抬重物和提重物、便秘、慢性咳嗽、反复打喷嚏、排尿困难等，如遇后几种情况，应到内科、泌尿科等科室治疗。

2 切口疝术前术后注意事项

一、术前指导

1. 心理准备：控制情绪，避免不良刺激。

2. 呼吸道准备：

（1）吸烟患者应在术前2周戒烟，减少呼吸道分泌物。

（2）学会并掌握术后正确的咳嗽、咳痰方法：用双手按压手术切口的两侧向中下方施加压力，深吸气后进行爆破性咳嗽，达到有效排痰，促进肺通气的效果，同时减少咳嗽引起的切口疼痛以及对腹壁的冲击。

（3）注意保暖，避免咳嗽。

（4）术前进行行走及上下楼梯的锻炼，减轻呼吸受限及通气不足。

3. 保持大便通畅，如有便秘、排尿困难等使腹腔压力增高的因素应及时与医生联系。

4. 巨大腹壁切口疝患者术前宜使用腹带2周为佳，让疝囊内容物逐渐回纳腹腔，避免术后腹腔体积骤然减少而导致的呼吸困难，降低腹腔间隔综合征的发生率。

5. 对糖尿病患者，为降低术后并发症发生率，需按时遵医嘱服用降糖药物，部分口服降糖药者需改用皮下或静脉用药，密切监测血糖值，将空腹血糖控制在9 mmol/L以下进行手术。

6. 充分的肠道准备可以减少术后肠胀气，以避免术后早期腹内压增高，促进补片更好地修复，提高手术成功率，降低复发率。肠道准备：术前2～3天口服抗生素，术前1天改为流质饮食，口服导泻药物；术前晚、术晨给予清洁灌肠。

7. 术前晚8点后禁食水；术前应排尿，使膀胱排空。

二、术后护理

1. 体位与活动：术后平卧位，全麻清醒后可采取低斜坡卧位，术后活动的时间视手术范围的大小决定。膝部垫小枕，使用腹带使腹壁松弛，缓解张力，减轻疼痛，以利于伤口愈合。

2. 饮食：术后需禁食至胃肠功能恢复，肛门排气后可饮水进食流质，以后逐步增加并过渡到半流质乃至普食。进食易消化、高热量、高蛋白质、高维生素饮食，注意多饮水，以保持大便通畅。

3. 进行正确咳痰和深呼吸，可进行超声雾化吸入协助排痰，继续进行呼吸功能训练，以促进肺功能的恢复，防止肺不张、肺部感染等并发症。术后3～5天能耐受下床时，可下床活动，可促进心肺功能以及肠蠕动的恢复。

4. 保持大便通畅，肠功能恢复慢，未排便者，可使用开塞露或甘油灌肠剂。

5. 伤口管理：术后伤口处用腹带加压包扎，松紧度适宜。

6. 妥善固定好引流管，如下床活动时及时固定于衣角处。

7. 防止腹压增高：术后注意保暖，防止受凉而引起咳嗽，如有咳嗽需采用正确的咳嗽方法。

8. 糖尿病患者密切监测血糖，将血糖控制在相对理想的水平，以利于切口的愈合。

三、出院指导

1. 出院后3个月内不参加体力劳动或过量活动，如：提重物、抬重物、骑车及持久站立行走等，并继续使用腹带3～6个月。

2. 保持大小便通畅，多饮水、多食高膳食纤维食物。

3. 避免受凉感冒，防止咳嗽、打喷嚏致腹压升高导致病复发。

4. 慢性支气管炎者控制炎症、预防感染；肥胖者控制体重。

5. 定期随访，术后一月门诊随访，如发现切口下方有皮肤隆起，怀疑有血肿可能应及时就诊；一月以后3～6个月随访一次。

6. 饮食建议：

（1）禁烟、忌酒，少吃生蒜、芥菜等辛辣食物。

（2）术后早期胃肠功能未完全恢复时，应尽量少进牛奶、糖类等产气食物，防止引起肠胀气。

（3）忌食过酸、过辣、过咸等食物，多食果蔬，保持排便通畅。